MÉLÆNA

ET

HÉMATÉMÈSE DES NOUVEAU-NÉS

ET

LEURS RAPPORTS AVEC LES GERÇURES DES SEINS

> « Vomitus sanguinis e papilla
> « Nutricis haustus periculo caret. »
> (Plenk.)

PAR

ELIE MERCIER

Docteur en médecine de la Faculté de Paris
Ancien externe des hôpitaux de Paris.

PARIS
A. PARENT, IMPRIMEUR DE LA FACULTÉ DE MÉDECINE
31, RUE MONSIEUR-LE-PRINCE, 31

1878

MÉLÆNA

ET

HÉMATÉMÈSE DES NOUVEAU-NÉS

ET

LEURS RAPPORTS AVEC LES GERÇURES DES SEINS

> « Vomitus sanguinis e papilla
> « Nutricis haustus periculo caret. »
> (Plenk.)

PAR

ÉLIE MERCIER

Docteur en médecine de la Faculté de Paris
Ancien externe des hôpitaux de Paris.

PARIS
A. PARENT, IMPRIMEUR DE LA FACULTÉ DE MÉDECINE
31, RUE MONSIEUR-LE-PRINCE, 31

1878

A MON PRÉSIDENT DE THÈSE

M. LE PROFESSEUR DEPAUL

Professeur de clinique d'accouchement,
Membre de l'Académie de médecine, etc.

A MON TRÈS-HONORÉ MAITRE

M. LECORCHÉ

Professeur agrégé de la Faculté de Paris,
Médecin à la Maison municipale de santé,
Chevalier de la Légion d'honneur.

JE PRIE MES AUTRES MAITRES

MM. BLACHEZ, HAYEM, GALLARD

D'agréer mes remercîments
pour la bienveillance qu'ils m'ont témoignée
et les salutaires conseils qu'ils m'ont donnés.

MÉLÆNA ET HÉMATÉMÈSE

DES

NOUVEAU-NÉS

ET LEURS

RAPPORTS AVEC LES GERÇURES DES SEINS

INTRODUCTION.

Parmi les symptômes que peuvent présenter les fonctions digestives des nouveau-nés, il y en a deux qui répandent souvent la frayeur dans les familles et peuvent parfois mettre le praticien dans l'incertitude du diagnostic; nous voulons parler du mélœna et de l'hématémèse qui consistent dans la présence du sang dans les selles et les vomissements chez les nouveau-nés.

A la clinique des accouchements nous avons eu l'occasion de rencontrer quelques petits enfants à la mamelle, qui présentaient ces modifications soit dans leurs selles, soit dans leurs vomissements. Notre excellent maître et professeur M. Depaul n'a pas manqué d'attirer notre attention sur ces faits et nous a expliqué la véritable source de ce sang, qui, la plupart du temps, vient ainsi se mêler aux selles de l'enfant, ou est rejeté par les vomissements. Cela signifie, nous a-t-il dit, que la femme qui nourrit a des crevasses au sein et que l'enfant boit du sang en même temps que son lait.

La cause une fois connue, le phénomène aurait peu d'importance pour nous, s'il ne se trouvait pas de cas, où la présence du sang dans les selles ou les vomissements devient le signe d'un état grave, qui compromet souvent la vie du nouveau-né au point d'amener fatalement la mort.

En présence d'un symptôme qui, suivant l'interprétation, devient d'un côté le signe bénin d'un état très-peu inquiétant et de l'autre au contraire un signe grave et souvent fatal pour la vie de l'enfant, l'esprit humain est toujours tenté à pencher du second côté et à porter un pronostic grave là où avec un peu de réflexion il aurait de prime abord découvert la bénignité de l'accident.

En considération de tout cela, les quelques observations que nous avons pu recueillir nous-même et celles que les différents auteurs ont rapportées dans leurs ouvrages, sont venues nous fournir le sujet d'une étude que nous soumettons humblement à la savante appréciation de nos juges.

Si nous parvenons à être de quelque utilité aux praticiens en attirant seulement leur attention sur cet accident, qui survient chez les enfants, nous nous trouverons largement récompensé de nos efforts. D'un autre côté, si nous réussissons à rassurer les mères de famille en leur conseillant de porter d'abord leur regard du côté de leur sein avant de s'alarmer et d'aller à la recherche d'un médecin, nous serons heureux d'en rapporter tout l'honneur à l'un de nos savants maîtres et professeurs M. Depaul à qui nous devons l'idée de notre travail.

Division.

Après avoir fait l'historique du mélœna et de l'hématémèse des nouveau-nés, nous parlerons dans le premier chapitre de la qualité normale des selles chez les nouveau-nés, afin que l'on puisse apprécier les différentes modifications qu'elles peuvent présenter. Sans laisser de côté les vomissements si fréquents à cet âge-là, nous fixerons surtout l'attention du lecteur sur les caractères que prennent les selles qui contiennent du sang.

Dans le deuxième chapitre nous traiterons de l'étiologie du mélœna et de l'hématémèse. Nous passerons en revue les différentes opinions que les principaux auteurs ont émises au sujet de l'étiologie. Après avoir considéré et apprécié ces différentes opinions, nous terminerons ce chapitre en émettant sur l'étiologie l'opinion qui paraît la plus vraisemblable.

Nous consacrerons un troisième chapitre aux rapports qui existent entre les gerçures des seins, le mélœna et l'hématémèse des nouveau-nés. A la fin du chapitre nous citerons les différentes observations qui concernent le sujet.

Enfin dans un quatrième chapitre nous parlerons du diagnostic, du pronostic et du traitement. Nous montrerons de quelle manière le mélœna et l'hématémèse doivent être considérés pour qu'ils conservent bien leur valeur relative aux yeux du médecin perspicace.

HISTORIQUE.

Les auteurs anciens, qui ont écrit sur toutes les branches de la médecine et plus spécialement des maladies des enfants, ont presque entièrement passé sous silence le mélœna et l'hématémèse des nouveau-nés, il faut arriver jusqu'à Brébis (*De vomitu et secessu cruento, etc. : Acta phys. med. academiæ natorum curios.*, vol. IV, nov. 1737, observ. 28 et 58) qui le premier rapporte deux observations assez complètes. Un peu plus tard Storch (Kinder Kran Kheiten 1750), fait également mention du mélœna chez les enfants. Fr. Hoffmann (*De morbo nigro,*

Hipp, t. IV, de Med, rat. section 1re, chap. III) rapporte une observation, au sujet de laquelle il fait quelques remarques. On trouve vers cette époque quelques observations appartenant à Etlinger, Riedlin, Trew et Ternka. En 1803, Lafaurie rapporte (*Annales de Montpellier*, t. XIX, p. 79) un cas fort intéressant d'hématémèse compliquée de mélœna.

Jusqu'à cette époque on ne trouve dans la science que quelques observations disséminées et rapportées par différents auteurs, ce n'est qu'en 1825 que C. G. Hesse fait la première monographie (*Allgemeine medicinische Annalen von Pierer*, 1825, heft. 6, p. 722) dans laquelle il signale surtout les gerçures des seins comme origine du mélœna chez les enfants. Ce mémoire a servi de base à l'excellent travail qu'a fait plus tard Rilliet à ce sujet; Billard, après avoir fait une remarquable étude sur la muqueuse gastro-intestinale chez les enfants, observe plusieurs cas de mélœna et d'hématémèse qu'il rattache à la congestion et aux hémorrhagies passives du tube digestif (*Traité des maladies des enfants*, 3e édit. p. 384). Rahn-Escher (*Gaz. méd.* 1835, p. 401) cite quelques observations au sujet desquelles il insiste surtout sur l'influence héréditaire. Gendrin (A. N.) donne le résultat de quelques autopsies qu'il a eu l'occasion de faire (*Traité philosophique de médecine pratique*, 1838. t. I, p. 189).

Quelque temps après, Kiwisch (*Gaz. méd.* 1841, p. 638) signale l'influence de la ligature prématurée du cordon. A peu près à la même époque paraissent en Allemagne quelques observations de Lumpe (1841), Hoffmann (1842), Helmbrecht (1843).

Barrier (*Traité des maladies de l'enfance*, 1845) reproduit et apprécie les recherches de Billard, Rahn-Escher et Gendrin. Rilliet (*Gaz. méd.* 1848) rapporte une observation très-intéressante,

Le Dr Carteaux (*Soc. de Biol. et Gaz. méd. de Paris*, 1857, p. 231) cite un cas d'hématémèse suivie de mort et produite par des ulcérations de l'estomac. Hecker (*Klinik der Geburtskunde*, 1864, p. 243); Spiegelberg (*Jahrb. f. kinderheilk.*, 1869, p. 333) ont publié des faits à peu près semblables.

Parmi les travaux les plus récents, citons en Allemagne celui de Ritter (*OEst. Jahrb. f. Pœd.*, 1872, t. II, p. 127) renfermant de nombreuses observations; celui de Landau (1874) et enfin le travail de Klebs (*Ueber Hœmophilia neonatorum acquisita, cité in Jahrb. f. Pœd.*, 1874, II, p. 151) et celui de Kling (*Uber Melœna neonatorum. Inaug. Diss München*; 1875); en France, M. Bozonet a soutenu sa thèse inaugurale sur (les hémorrhagies gastro-intestinales chez l'enfant nouveau-né, 1866) et M. Bouchut, dans sa dernière édition (*Pathologie spéciale de la première enfance*. 7° édit. 1878, p. 636), a consacré quelques pages à l'étude des hémorrhagies qui surviennent chez les enfants.

CHAPITRE PREMIER.

Selles normales des enfants : les différentes modifications qu'elles peuvent présenter. — Vomissements.

Voulez-vous savoir si un enfant profite bien de la nourriture qu'il puise au sein de la mère ? Si le lait de la mère est favorable par sa qualité et sa quantité à l'état de santé du nourrisson ? Portez votre attention du côté des selles de l'enfant ; rendez-vous compte vous-même des qualités qu'elles présentent et ne vous contentez pas seulement des réponses que peuvent vous faire les mères ou les nourrices. Grâce à cet examen, vous pourrez surveiller attentivement et l'état de l'enfant et celui de la mère et éviter à l'enfant des conditions graves et souvent mortelles.

Les différentes qualités qui permettent de juger les selles des enfants, sont : 1° *la consistance*, 2° *l'odeur*, 3° *la couleur*.

Une fois que l'enfant a rendu son méconium, cette matière visqueuse, verdâtre ou brunâtre qui s'est accumulée dans l'intestin durant la gestation, il présente des selles d'une couleur jaune, analogue à celle du jaune d'œuf, on ne peut mieux les comparer qu'à des œufs brouillés ; elles n'ont pas une odeur désagréable, comme on serait porté à le supposer d'abord : leur odeur est légèrement acide, aigrelette, comme celle du lait caillé. Ces selles sont grumeleuses, d'une consistance moyenne, à peu près celle d'une pâte molle, et au nombre de deux à quatre dans les vingt-quatre heures pendant les premiers jours, plus tard d'une à deux seulement.

Suivant les modifications que subit l'allaitement et suivant l'état d'intégrité des voies digestives de l'enfant, les selles se modifient également dans leurs différentes qualités normales.

Nous allons jeter un coup d'œil sur ces différentes modifications.

1° *Consistance.* — Souvent les selles sont diarrhéiques : elles peuvent consister simplement en matières molles, liquides, mais ayant conservé leur couleur jaune ; c'est là ce qu'on appelle une diarrhée simple, composée de matières fécales liquides, qui disparaît facilement.

Mais quelquefois on trouve, avec les selles de cette nature, des matières non digérées : cet état qu'on appelle diarrhée lientérique se présente souvent chez les enfants élevés au biberon et à la bouillie pour la digestion de laquelle le canal digestif de l'enfant n'est pas fait.

Il y a aussi d'autres diarrhées dans lesquelles les déjections d'un jaune clair sont tellement liquides qu'elles jaillissent par le rectum comme l'eau d'une seringue et imbibent immédiatement comme de l'eau les linges de l'enfant. En général elles sont tout à fait inodores et ne présentent jamais l'odeur aigrelette physiologique. Elles n'ont pas non plus une réaction acide mais sont neutres ou même alcalines. Cette diarrhée qu'on a appelée *diarrhée de sevrage*, (*diarrhæa ablactatorum*) se constate d'habitude chez les enfants qu'on est en voie de sevrer.

Quelquefois les selles ont un aspect argileux, gras, grisâtre, ressemblant à du mastic de vitrier et se laissant écraser entre les langes comme de la terre glaise. Ces excréments, qui sont rarement d'un jaune clair, ne s'échappent de l'anus qu'au prix des plus grands efforts. Cette coloration tient à un manque de matière colorante de la bile et est un signe de pauvreté de lait chez la nourrice qui allaite l'enfant, comme M. Depaul a eu souvent l'occasion de l'observer. Quelquefois les excréments peu abondants se trouvent dans les langes, desséchés comme ceux des brebis ou des chèvres. Cette constipation se constate aussi chez les enfants qu'on élève artificiellement au biberon ou avec des bouillies préparées à la farine, au riz, au sagou, etc.

2° *Odeur*. — L'odeur des selles est une qualité qu'il ne faut jamais manquer de constater. A couleur et à consistance identiques il y a des selles qui n'ont presque aucune odeur, d'autres qui ont une odeur franchement fécale, d'autres enfin qui répandent une odeur de putréfaction. Dans ce dernier cas cette odenr d'œufs pourris que possèdent les selles est le signe d'une affection grave, d'une entérite folliculeuse qui la plupart du temps se termine par la mort.

3° *Couleur.* — Les selles peuvent devenir vertes, mêlées de grumeaux blancs de caséine ; elles sont en même temps assez liquides ; elles représentent une pâte d'épinards assez diluée dans laquelle on aurait mis quelques petits morceaux de blanc d'œuf cuit. Lorsque les selles ont ces caractères elles sont ordinairement appelées bilieuses et sont toujours l'indice d'une digestion mal faite. Il arrive souvent que les selles sont rendues complétement jaunes et que plus tard elles se colorent en vert après avoir été pendant quelques heures exposées à l'air.

On explique cette modification de couleur par une réaction chimique que subit la biliphéine, matière colorante rouge jaunâtre de la bile. A l'état normal cette matière donne une couleur d'un jaune doré chez les enfants qui sont exclusivement nourris avec du lait, mais elle peut être transformée très-facilement en biliverdine, ou matière verte, par une foule d'agents chimiques, et même par le simple contact avec l'air atmosphérique. Supposons une digestion mal faite chez l'enfant, la modification de la sécrétion intestinale qui en sera la conséquence suffira pour transformer la biliphéine en biliverdine, et le lait mal digéré sera caillé et rendu en partie dans les selles vertes.

Enfin, on remarque quelquefois que les selles possèdent une couleur noire tout à fait insolite. Cette modification extraordinaire, qui ne manque jamais d'attirer vivement l'attention de la mère ou de la nourrice, est produite par la présence du sang à moitié digéré que contiennent les selles. Dans ces conditions les matières fécales sont en général assez liquides et contiennent de grandes taches entourées sur le linge d'une petite auréole, formée d'un liseré rosé, comme teint de sang.

Quelle est l'origine de ce sang? Quelle valeur sémiologique peut avoir ce symptôme? Quel pronostic doit porter le médecin? C'est ce que nous traiterons dans les chapitres suivants en indiquant le traitement.

Avant d'aborder toutes ces questions nous allons dire un mot du vomissement chez les nouveau-nés.

Vomissements. — Le vomissement des nouveau-nés et de tous les enfants à la mamelle a souvent une autre signification que celui de l'adulte. La plupart du temps, lorsque le nourrisson vient de prendre le sein et qu'il a fait un repas très-copieux, il rejette une partie du lait sans efforts, sans contracter les traits du visage et sans aucune suite fâcheuse; cet accident est provoqué par l'injection d'une trop grande quantité de lait, par les secousses de la toux ou par le hoquet; l'absence du grand cul-de-sac et la direction presque verticale de l'estomac dans le premier âge y prédispose. Les enfants ne rejettent, du reste, jamais beaucoup de lait et prospèrent parfaitement malgré ce symptôme, ce qui justifie le dicton des sages-femmes : « Enfant qui vomit, enfant qui réussit. »

Si cette régurgitation n'a aucune signification fâcheuse et ne provoque pas de réaction générale, il n'en est pas de même dans l'indigestion proprement dite : alors la face pâlit, les traits se contractent et l'enfant devient agité ; il est pris souvent de convulsions ; d'autres fois il est assoupi et prostré. L'indigestion peut se terminer rapidement par des vomisse ments abondants d'un lait caillé et acide, ou bien elle se prolonge dans le tube intestinal, et l'enfant rend avec de violentes coliques des selles liquides, vertes et remplies de grumeaux blancs de lait non digéré, comme nous l'avons dit précédemment.

Quelquefois les vomissements contiennent du sang et sont d'une couleur plus ou moins noirâtre, suivant la décomposition qu'a éprouvée le sang dans l'estomac. Parfois le sang peut être rejeté à l'état de pureté ou bien mêlé, soit à des mucosités, soit à du lait, en plus ou moins grande quantité.

Cette hématémèse se présentant habituellement dans les mêmes conditions que le mélœna dont nous avons parlé précédemment, nous traiterons en même temps les matières qui concernent ces deux symptômes.

CHAPITRE II

ÉTIOLOGIE.

Lorsque chez un nourrisson on constate la présence du sang dans les vomissements ou dans les selles, la première idée qui se présente à l'esprit c'est de rechercher : 1° l'origine de ce sang, 2° la cause locale ou générale qui a produit l'hémorrhagie.

Le sang qui produit l'hématémèse ou le mélœna des nouveau-nés ne peut avoir que deux origines : ou bien il est fourni par une partie quelconque du tube digestif, ou bien il a été puisé chez la mère, soit que l'enfant l'ait sucé au sein, soit qu'il l'ait avalé en franchissant le vagin durant l'accouchement. C. Hesse qui a traité ce sujet à fond a bien fixé l'esprit sur ces différentes sources du sang, qui la plupart du temps induisent en erreur les personnes préposées aux soins des nouveau-nés.

Lorsqu'on s'est bien rendu compte de l'origine du sang, il faut se demander quelle est la cause qui produit l'apparition du sang dans les voies digestives pour produire l'hématémèse ou le mélœna. Dans le premier paragraphe nous exposerons les différentes causes que les auteurs ont invoquées pour expliquer les hémorrhagies gastro-intestinales chez le nouveau-né, dans le deuxième nous considérerons les cas où, d'après les auteurs, le sang a pu être puisé chez la mère par le nourrisson. Enfin dans un troisième paragraphe, après avoir considéré les différentes causes d'hématémèse ou de mélœna que les auteurs ont admises nous exposerons au lecteur quelle opinion nous paraît la plus rationnelle.

§ 1er. — *Différentes causes d'hémorrhagies gastro-intestinales chez les nouveau-nés.*

Les différentes causes de ces hémorrhagies admises par les auteurs peuvent être divisées en deux catégories : elles ont été jugées tantôt idiopathiques, tantôt symptômatiques soit d'une lésion du tube digestif, soit d'une maladie générale et diathésique. D'un côté les observateurs n'ont pu trouver de lésion bien marquée dans les voies digestives pour expliquer l'hématémèse ou le mélœna, de l'autre ils ont pu rattacher les symptômes à une lésion trouvée dans l'estomac ou l'intestin ou bien les relier à une maladie générale.

(A.) *Hémorrhagies idiopathiques.* La pathogénie de ces hémorrhagies a été toujours entourée d'une grande obscurité, c'est ainsi que quelques auteurs les mettent sous la dépendance d'une congestion passive et mécanique du côté du tube digestif.

1° *Hémorrhagies passives et mécaniques.* Brebis[1], dans un cas d'hématémèse et de mélœna que nous rapportons (obs. I), attribue l'hémorrhagie à la stagnation du sang du côté des voies digestives, stagnation qu'il met sur le compte d'une respiration difficile qu'a amenée un accouchement long et labo-

[1] Brebis : *De vomitu et secessu cruento, etc.* (*Acta phys. med. academiæ naturum curios.* vol. IV, nov. 1737).

rieux. B. A. Vogel[1] attribue l'hémorrhagie des nouveau-nés à la compression trop vive qu'éprouve leur tête et leur ventre pendant le travail de l'accouchement. (*Vomitus cruentus recens natis aliquando accidit ex vehementi ventris aut capitis in partu compressione.*)

C. Hesse[2] ne manque pas dans son excellent mémoire sur l'hématémèse et le mélœna des nouveau-nés de rattacher les hémorrhagies à un état de congestion sanguine dans le système de la veine porte vers le foie, congestion, qui d'après lui se developperait par suite de la lenteur avec laquelle le système respiratoire entrerait en fonction. Cette hypothèse est parfaitement admise par J. Franck[3] et Rilliet[4].

C'est Billard qui a surtout montré par ses remarquables travaux qu'au moment de la naissance le tube digestif est le siége d'une injection sanguine normale. Pour peu qu'il survienne un trouble quelconque dans la circulation générale ou pulmonaire, les vaisseaux abdominaux se trouvent gorgés d'un sang noir qui reflue vers les capillaires dont les branches multiples s'injectent. On trouve, dit-il, simultanément la congestion des gros troncs veineux de l'abdomen, celle du foie, de la rate, des veines

[1] B. A. Vogel : *Prœlectiones de cognos. et curand. etc.*, p. 215.

[2] C. Hesse : *Allgemeine medicinische annalem von Pierer*, 1825, heft., p. 722.

[3] J. Franck : *Œuvres, traduction Bayle* (Paris, 1842), t. V, p. 493.

[4] Barthez et Rilliet : *Maladies des ènfants*, 2e édit., Paris, 1853, t. II, p. 295.

caves, du cœur et des poumons. Le sang qui stagne dans les vaisseaux de l'estomac et de l'intestin brise bientôt cette faible barrière, imbibe la muqueuse et arrive enfin à la surface libre de cette membrane de manière à constituer une véritable hémorrhagie passive. Ces phénomènes se passeraient surtout chez les enfants ayant une gêne de la circulation générale, ou état dit *apoplectique*, venant d'un séjour prolongé du fœtus pléthorique dans un bassin resserré. Sur quinze cas d'hémorrhagie passive par suite de conjestion, huit enfants avaient d'un à six jours; quatre de six à huit et trois de dix à dix-huit jours. Nous citons une observation (obs. II) avec tous ses détails. Sur ce nombre il y avait six garçons et neuf filles. Le plus grand nombre était remarquable par l'état pléthorique des tissus et par la congestion générale des téguments. Quelques uns au contraire étaient pâles et faibles, comme on l'est après une hémorrhagie abondante. Chez tous, le foie, la rate, les poumons, le cœur et les gros vaisseaux étaient considérablement gorgés de sang. Chez tous, il y avait au cerveau et au rachis une injection très-forte des méninges et de la pulpe cérébrale : chez tous enfin le tube intestinal contenait du sang que l'on trouvait plus ou moins altéré, rouge pâle, rouge foncé, noirâtre, exsudé en nappe sur la muqueuse ou accumulé en grumeaux ou en caillots dans diverses parties du tube digestif.

Rahn-Escher[1] les fait dépendre d'une hyperémie

[1] Rahn-Escher : *Gaz. méd.* 1835, p. 401.

locale du tube digestif due à une prédisposition particulière et à une faiblesse native, sans laisser de côté la difficulté de la circulation pulmonaire qui ne serait qu'une cause occasionnelle. Suivant cet auteur la prédisposition serait le résultat de conditions propres à la mère. Les mères qu'il a observées « étaient lentes, d'un tempérament bilieux, sujettes à des désordres dans la circulation abdominale et à un trouble dans les fonctions digestives pendant et souvent hors de l'état de gestation. Les pères de trois des enfants observés avaient succombé à une affection cancéreuse de l'estomac. »

Ne peut-on pas admettre dès lors une disposition, communiquée par les parents et surtout par la mère, au fœtus, à une sorte de désordre dans la circulation abdominale et à une atonie des vaisseaux qui aurait déjà, pendant la vie utérine, donné lieu à une sécrétion morbide des intestins, comme le prouve la couleur plus foncée du méconium. »

A. N. Gendrin[1] ne dit rien de la santé de la mère : sur cinq enfants, trois étaient nés sans grande difficulté et avaient eu une perte de sang abondante. Dans un des trois cas il y avait hémathémèse et mélœna, dans les deux autres il y avait seulement hématémèse. Ces enfants, qui vivaient l'un quatre jours, le deuxième six et le troisième onze, n'ont eu à l'autopsie, comme lésion que la présence de sang extravasé dans l'estomac et l'intestin grêle : la muqueuse

[1] A. N. Gendrin : *Traité philosophique de médecine pratique*, 1838, t. I, p. 189.

ne semblait pas plus injectée qu'elle ne l'est d'ordinaire chez les nouveau-nés.

A l'autopsie des deux autres enfants morts deux ou trois jours après la naissance avec des phénomènes apoplectiques, il a trouvé une congestion sanguine gastro-intestinale très-marquée et hors de proportion avec l'hémorrhagie faible qui avait eu lieu pendant la vie.

Kiwisch[1] insiste surtout sur la ligature prématurée du cordon ombilical pour expliquer les congestions et hémorrhagies intestinales qu'il désigne sous la dénomination d'*apoplexie abdominale* des nouveau-nés. Il rapporte les observations de quatre enfants à terme et bien nourris ; ils étaient venus au monde par des accouchements faciles et réguliers ; chez deux d'entre eux, la ligature du cordon ombilical a été faite trop tôt, et chez un troisième, la sage-femme a été forcée de le relâcher pour faire sortir un peu de sang à cause d'une cyanose très-prononcée. La maladie s'est déclarée chez tous les quatre dans les premières heures après la naissance et déjà, au bout de douze à trente heures, des selles sanguinolentes se sont manifestées : deux seulement ont vomi du sang. Les premières selles consistaient dans du méconium mêlé de sang : plus tard, elles ont été de sang pur. Le ventre se gonfla bientôt, devint pâteux et donna un son plus mat que d'ordinaire à la percussion. Les enfants, au commencement agités, devinrent plus

[1] Kiwisch : *Gaz. méd.*, 1841, p. 635.

tranquilles, plus pâles et moururent dans les premières quarante-huit heures avec tout les phénomènes de l'anémie.

A l'autopsie, on trouva tous les organes exsangues et sans lésions; seulement, la moitié inférieure de l'intestin grêle et tout le gros intestin, et, dans deux cas, la partie supérieure de l'intestin grêle et l'estomac était remplis de sang frais; ce sang, épanché, avait, du reste, toutes les qualités de celui qui se trouvait encore dans le cœur; il formait en partie des caillots mous et pâles et n'était décomposé qu'au contact des parois de l'estomac, où il avait la couleur du chocolat. On ne pouvait pas indiquer au juste l'endroit de l'hémorrhagie; pourtant elle paraissait avoir eu lieu dans la partie moyenne de l'intestin grêle; car là, le sang était le plus infiltré dans les villosités de la muqueuse qui était normale.

M. Bouchut[1], en appréciant un cas de grossesse gemellaire rapporté par Rilliet, pense que dans cet accouchement assez difficile, terminé à l'aide du forceps, il y a eu chez les enfants obstacle réciproque à la circulation dans l'intérieur de l'utérus, pression générale et prolongée au moment des tractions du forceps, circonstances toutes semblables à celles déjà connues, dans lesquelles, comme l'a indiqué Billard, se produit la congestion passive de l'intestin et la transsudation du sang dans l'intérieur de ce viscère,

[1] Bouchut : *Pathologie spéciale de la première enfance*, 7e édit., 1878, p. 636.

A. Vogel[1] a observé du premier au troisième jour des hémorrhagies dans l'estomac et l'intestin chez les nouveau-nés. Les vomissements de sang, dit-il, sont plus rares que la teinte sanguinolente des matières fécales. Presque toujours les selles, mêlées de sang, sont très-abondantes et reviennent à de courts intervalles. Le sang est tantôt liquide tantôt mêlé de grandes masses coagulées. En même temps les enfants s'affaiblissent très-rapidement, les lèvres son pâles, la peau froide, le pouls presque insensible, symptômes auxquels viennent s'ajouter ceux de l'anémie cérébrale aiguë. Ordinairement l'hémorrhagie cesse au bout de vingt-quatre heures, cependant, elle peut aussi durer trois et cinq jours. Les selles sont encore colorées en noir pendant quelques jours. D'après cet auteur quelques enfants guérissent. Il admet, comme cause de cette maladie, la turgescence des artères mésentériques et de leur système capillaire qui du reste, dit-il, s'observe déjà à l'état physiologique. Cette turgescence est déterminée par l'occlusion subite des artères ombilicales qui sortent immédiatement de l'artère hypogastrique et qui sont très-considérables dans le fœtus. Il ajoute que l'occlusion du canal veineux et surtout celle de la branche de la veine ombilicale qui se jette dans la veine porte, mériteraient d'être examinées plus souvent et plus exactement pour qu'on puisse mieux se rendre compte de cette

[1] A. Vogel : *Maladies des enfants*, 4e édit. traduct. L. Culmann et Ch. Sengel, 1872.

hémorrhagie. Il cite un cas d'hémorrhagie chez un nouveau-né qui se montra trente-six heures après la naissance. Nous rapportons cette observation (obs. III).

2° *Hémorrhagie par débilité*. Quelques auteurs ont vu, dans les hémorrhagies gastro-intestinales, l'expression d'un état débile et faible, dans lequel se trouvaient les enfants. M. Bozonet les désigne sous le nom d'hémorrhagie par débilité.

Fr. Hoffmann, cité par M. Bozonet, a observé un cas d'hémorragie chez un enfant né d'une mère syphilitique. Nous reproduisons l'observation : (obs. IV). Fr. Hoffmann émet l'idée bizarre que le sang extravasé du bras avait tenté de se frayer une issue par le tube digestif.

Lafaurie[2] rapporte un cas (obs. V) qui lui paraît extraordinaire : il explique l'hématémèse et le mélœna qu'a présentés sa petite malade, par une disposition aux hémorrhagies que celle-ci aurait apportée en venant au monde. Il ajoute que l'état contre nature dans lequel se trouvait l'estomac de la malade faisait que ce viscère ne pouvait rien recevoir qui ne devînt pour lui une cause puissante d'excitation et que le lait ne déterminât l'hématémése. Celle-ci reparut toutes les fois, sauf une seule, où l'enfant téta, jusqu'à ce qu'un changement heureux se fut manifesté en elle. Pour expliquer pourquoi la petite fille ne

[1] Bozonet : *Hémorrhagies gastro-intestinales chez l'enfant nouveau-né.* Thèse inaugurale, Paris, 1866.

[2] Lafaurie : *Annales de la Société de Montpellier*, 1805, t. XIX, p. 79.

vomit pas du sang après avoir pris le sein d'une nourrice, quand on la rapportait de l'église, l'auteur se base sur l'âge de la malade et la sympathie qui existe entre l'estomac et le système cutané. Le grand air, dit-il, les secousses et l'espèce de frottement auxquels la petite fille fut exposée pendant tout le voyage, n'étaient-ils pas des causes assez puissantes pour faire diversions aux forces vitales vicieusement concentrées sur l'estomac et l'emporter sur l'espèce d'irritation que le lait causait dans le viscère si fortement dérangé ?

Voici, ajoute-t-il, la manière dont j'expliquerai comment la diarrhée avait succédé à l'hématémèse. La diarrhée ne se manifesta chez la malade que lorsque l'état, dans lequel l'estomac se trouvait primitivement, se fut amélioré, et, que les forces vitales eurent, en quelque sorte, repris leur équilibre. Alors le mouvement péristaltique des intestins s'établit, et, ce canal, irrité, affaibli par la matière abondante qu'il contenait, se trouva dans un état de faiblesse relative, dont la durée est déterminée par celle de la diarrhée en question. Enfin l'auteur termine ses considerations sur l'observation en expliquant la couleur noire prise par le sang contenu dans les selles, par une citation de Fernel (*De parti, morb. et symptom.* lib. VI.) : *Hunc etiam (sanguinis vomitionem), sæpe comitatur dejectio nigra, dum erumpentis ipsius portio in intestina devolvitur quæ illorum anfractu longo prolapsa ita nigrescit ut vel picem vel cassiæ medullam representet.*

Nous mettons sous les yeux du lecteur (obs. VI) une observation du docteur Malhéné, cité par M. Bozonet (*l. c.*), se rapportant à ce genre d'hémorrhagie par débilité, que les auteurs rattachent aux hémorrhagies qui surviennent quelquefois chez les jeunes chlorotiques et les vieillards.

Barrier [1] admet que le mauvais état de la femme pendant la grossesse peut affaiblir la constitution de l'enfant et le prédisposé aux hémorrhagies par débilité et atonie du système circulatoire.

3° *Hémorrhagies essentielles.* Dans d'autres cas, les auteurs, ne pouvant rattacher les hémorrhagies à aucune cause bien définie, les ont désignées sous le nom d'*hémorrhagies essentielles.* Ces hémorrhagies ont été constatées chez des enfants d'une bonne constitution et ne présentant pas de symptômes généraux. Les observateurs les ont comparées aux épistaxis de peu de gravité qui surviennent quelquefois chez l'adulte. Hesse (*l. c.*) cite un médecin anonyme suisse qui rapporte un cas d'hématémèse et de mélœna chez un enfant qui ne paraissait même pas malade. W. J. Schmitt pense que dans ce cas, le sang avait été sucé au sein par l'enfant.

Nous trouvons dans la thèse de M. Bonzonet deux observations, que nous rapportons en détail (obs. VII, obs. VIII), dans lesquelles l'observateur a constaté que la santé de l'enfant est toujours restée florissante et n'a été nullement troublée.

[1] Barrier : Maladies des enfants, 1862, t. II, p. 10.

West [1] dit que, très-souvent, on ne peut assigner de cause à l'hémorrhagie et que le vomissement de sang, quelquefois accompagné de garde-robes sanguines; ne s'est accompagné d'aucun autre symptôme d'un désordre des viscères abdominaux. Dans la plupart des cas, l'hématémèse ne s'est reproduite que deux ou trois fois avec quelque abondance, et les enfants, bien que très-épuisés par la perte du sang, se sont rétablis dans la moitié des cas. Nous citons une observation de cet auteur (obs. IX).

(B). *Hémorrhagies symptomatiques.* 1° Plusieurs auteurs ont remarqué quelquefois que l'hématémèse et le mélœna étaient la conséquence d'une lésion anatomo-pathologique du tube gastro-intestinal.

Ainsi Brebis (l. c.) rapporte l'observation d'un nouveau-né qui mourut le deuxième jour après l'accouchement en rendant du sang par la bouche et le nez. Il pense que dans ce cas, il y eut rupture d'un vaisseau de l'estomac, rupture due aux pressions répétées inséparables d'un accouchement laborieux. Billard (l. c.) a publié les premières observations d'ulcérations de l'estomac chez les nouveau-nés; il les rapporte à la gastrite folliculeuse et signale le vomissement de matières brunâtres ou sanguinolentes comme un des signes de cette maladie. D'après les cas qu'il a recueillis, les enfants seraient d'autant plus exposés aux ulcérations de l'estomac qu'ils sont plus rapprochés de la naissance. Depuis

[1] West : Maladies des enfants. Traduct. 6e édit. 1875, p. 736.

lors, quelques faits semblables ont été publiés par des observateurs. Nous rapportons les détails d'une observation (obs. X) du docteur Carteaux [1] au sujet d'un fœtus à terme présentant des ulcérations dans l'estomac. Hecker et Spiegelberg ont aussi trouvé des ulcérations qui siégeaient tantôt dans l'estomac, tantôt dans le duodénum. Bohn [2], dont l'opinion est rapportée par le docteur Rehn [3], attribue ces ulcérations à une oblitération fœtale du conduit des glandes gastro-duodénales suivie d'inflammation. Cette opinion coïncide tout-à-fait avec les anciennes observations de Billard et de Cruveilhier qui a figuré dans son altas d'anatomie pathologique des ulcérations de l'estomac chez les nouveau-nés.

Kling [4] a eu l'occasion de faire six autopsies de nouveau-nés ayant succombé à une hémorrhagie gastro-intestinale; il n'a constaté que dans deux cas des ulcérations de l'estomac et du duodénum.

Enfin, M. Bouchut (l. c. p. 137) cite des hémorrhagies gastro-intestinales dépendant d'une phlegmasie aigüe ou chronique de l'intestin. Il rapporte, dans son ouvrage, l'observation d'une jeune fille de quatre mois chez laquelle une hémorrhagie s'est manifestée après une diarrhée de deux jours. Dans l'intervalle de quarante-huit heures du sang pur est sorti de l'intestin, mais l'enfant a guéri.

[1] Carteaux : *Gaz. méd.*, 1857, p. 231.
[2] Bohn : *Die Mundkrankheiten der Kinder*, Leipsig, 1866.
[3] Rehn : *Jahrbuch fur Kinderheilkunde.*
[4] Kling : *Ueber melæna neonatorum.* Inaug. diss. Munchen, 1875.

Les observations de cet auteur ne sont prises que chez les enfants ayant dépassé l'âge des nouveau-nés. Enfin les auteurs signalent l'hématémèse et le mélœna comme l'expression d'une maladie générale qui produit chez les enfants une disposition aux hémorrhagies. Nous laissons de côté les hémorrhagies qui viennent parfois compliquer quelques fièvres éruptives, comme la variole qui atteint quelquefois le nouveau-né, pour ne parler que de celles qui sont sous la dépendence de cet état général que certains auteurs comme Ritter [2] ont appelé *Diathèse hémorrhagique temporaire*. Richard, cité par M. Bouchut, a observé un cas de melœna chez une fille née depuis quelques heures seulement. Cette enfant rendait du sang noir avec le méconium. Il paraît qu'elle continua de rejeter ainsi du sang par les selles, une ou deux fois par jour, pendant vingt jours ; puis l'écoulement diminua un peu sans pouvoir être complétement arrêté, de sorte que l'enfant, affaiblie succomba exsangue au bout de sept semaines. Billard a observé deux exemples dont l'un, en particulier (obs. XI), est fort intéressant. Ces accidents ont été surtout observés dans les maternités, chez les enfants chétifs, nés avant terme ou mal nourris dans les premiers jours de leur existence.

Barrier (l. c. p. 594) décrit très-bien ces hémorrhagies gastro-intestinales, survenant dans tout le cours de l'enfance, par l'effet d'une diathèse hémor-

[2] Ritter : *Die Blutungen im fruhester Kindesalter*. (Œst. Jahrb. f. Pœd. 1872, II, p. 127).

rhagique, qui se traduit presque toujours en même temps par des épanchements interstitiels de la peau, c'est-à-dire par un *purpura*. D'après cet auteur ces hémorrhagies chez les nouveau-nés ne sont que le fragment d'une maladie plus générale désignée sous le nom de *purpura hémorrhagica* s'étendant aux autres époques de l'enfance. Dans cette maladie, dit-il, les hémorrhagies ont lieu dans les diverses régions de la membrane tégumentaire interne, mais surtout par la muqueuse nasale, par celle de l'estomac et de l'intestin. Ces hémorrhagies internes sont plus ou moins abondantes, se prolongent souvent, résistent à tous les moyens de l'art et deviennent la cause de la mort. Non-seulement elles s'opèrent par exhalation à la surface des muqueuses, mais presque constamment on trouve à l'autopsie des hémorrhagies interstitielles au-dessus et dans l'épaisseur de ces membranes. On en trouve également dans les parenchymes de certains organes comme le poumon, le foie, les reins, le cerveau, dans les muscles, sous le périoste et dans les différentes régions du tissu cellulaire, superficiel et profond.

Rien ne dénote mieux la profonde décomposition et le caractère d'une maladie générale que cette dissémination des lésions hémorrhagiques dans tous les organes. L'auteur considère ce purpura comme très-grave et amenant souvent la mort. Quelquefois, dit-il, il paraît sans danger au début mais il revêt ensuite un caractère alarmant.

West (l. c.) a eu l'occasion d'observer des hémorrhagies de ce genre chez cinq sujets qui ont dépassé l'âge du nouveau-né puisque le plus jeune avait six semaines[1] Cette tendance à l'hémorrhagie, dit-il, se manifeste non-seulement sous forme de pétéchies à la peau, mais aussi sous la forme d'épistaxis redoutable et même mortelle ou d'hématémèse. Il ajoute qu'il l'a trouvée quelquefois associée à l'augmentation de volume de la rate, mais non d'une manière invariable, quoique les Allemands l'aient décrite comme une forme de maladie distincte et indépendante. Le plus jeune mourut à la suite d'une hémorrhagie qui eut lieu par l'intestin et l'estomac ; les quatre autres, dont le plus âgé avait onze ans, eurent en même temps une hémorrhagie par le nez qui amena la mort.

Outre ce genre d'hémorrhagie qui accompagne souvent l'hypertrophie de la rate, il en admet sous le nom d'*apoplexie abdominale* un autre genre qui amène la cachexie chez les enfants et par suite la mort. Dans ces derniers cas, dit-il, on trouve le foie et les veines abdominales gorgés de sang ; ce liquide a été trouvé dans les intestins ou extravasé dans leurs parois. Il ajoute que ces lésions ont fait attribuer l'accident à quelque obstacle à l'établissement de la circulation nouvelle qui doit avoir lieu après la naissance.

[1] L'enfant est nouveau-né pendant sept jours pour le médecin, au point de vue des soins qu'exige l'enfant, et pour le physiologiste au point de vue des données de la science, (Diction. E. Littré et Ch. Robin, article *Nouveau-né*).

Enfin, récemment, Klebs[1] a attiré l'attention des observateurs sur un autre point concernant ce genre d'hémorrhagie. Cet auteur a étudié le sang des nouveau-nés morts d'hémorrhagies et il a pu constater la présence de grandes bactéries.

§ 2. — *Hémorrhagies chez la mère ou la nourrice ayant produit de l'hématémèse ou du mélæna chez le nouveau-né.*

Très-souvent l'hématémèse et le mélæna chez le nouveau-né sont produits par du sang puisé chez la mère. Dans les différents cas, que les auteurs ont observés, les hémorrhagies n'ont pas eu lieu chez l'enfant mais bien chez la mère, quoique les symptômes se soient constatés chez l'enfant.

Ce sont les seins qui ont presque toujours fourni le sang dans les différentes observations citées dans les ouvrages, quoique quelquefois on ait constaté que le sang pouvait avoir été avalé par l'enfant en traversant le vagin. Ainsi Burgel, cité par C. Hesse, parle d'un enfant nouveau-né qui non-seulement vint au monde barbouillé de sang, mais qui, tout aussitôt, vomit quelques caillots de sang. Schmitt dit avoir fait la même remarque.

Stellwag, dont parle Billiet, a vu un nouveau-né, dont la mère avait eu une perte de sang avant la fin

[1] Klebs : *Ueber Hœmophilia neonatorum acquisita*, cité in Jahrb. f. Pœd., 1874, II, p. 151.

de l'accouchement, avoir non-seulement du sang dans la bouche, mais aussi dans l'intestin, où il était mêlé au méconium. Baudelocque a également rencontré un exemple de cette déglutition.

Parmi les auteurs les plus anciens ayant signalé la succion du sang par le nourrisson, lorsqu'il prend le sein, nous pouvons cité Levret[1]. « Si l'enfant, dit cet auteur, ne tire pas suffisamment le lait pour remplir la bouche, il n'avalera chaque fois que très-peu de sérosité âcre et souvent sanguinolente, mêlée avec la salive et beaucoup d'air. Ce que nous venons d'avancer sur la sérosité sanguinolente, ajoute-t-il, est si vrai, que si on fait attention à ce qui se passe les premières fois qu'on applique le suçoir aux mamelles, dont les canaux ne sont pas encore débouchés, on verra sortir des petits flocons de glaires, plus ou moins sanguinolentes, quoique la peau du mamelon ne soit point entamée. Or, si cet enfant par succion détermine ces flocons à sortir, il les avale avec le sang dont ils se trouvent mêlés... A l'égard des glaires sanguinolentes, que nous avons dit que les enfants avalent dans le cas que nous venons d'exposer (qui est celui du prétendu cassement des cordes dont parle le vulgaire) nous pouvons assurer en avoir vu vomir, au grand étonnement des pères et mères qui croyaient leurs enfants perdus, mais que nous avons rassurés en les convaincant que ce sang ne venait que des mamelons et non d'ailleurs. »

[1] Levret : *Journal de médecine*, 1772, vol. XXXVII, p. 153.

W. J. Schmitt[3] pense que les vomissements de sang chez les enfants nouveau-nés proviennent presque toujours du sein des mères, par exception de celui des nourrices, celles-ci ne se présentant qu'a près l'établissement complet de la sécrétion du lait.

C. Hesse a parfaitement reconnu que l'enfant nouveau-né peut sucer du sang au sein de la mère soit que le sein ait peu de lait et que la succion soit trop forte, soit que les mamelons soient le siége d'excoriations. Ce phénomène, dit-il, était bien connu de plusieurs médecins et de quelques sage-femmes que j'ai consultés à cet effet. Il pense que cette forme de vomissement de sang est la plus fréquente des hématémèses, d'ailleurs rares chez les nouveau-nés.

J. Franck (l. c.) a rencontré lui-même un grand nombre d'exemples semblables, entre autres, un fort évident, à Vienne, dans la famille du célèbre professeur Capelle. Il ne peut convenir néanmoins que les choses se passent toujours ainsi. Pour d'autres enfants atteints de vomissements de sang, il n'a pu découvrir aucune affection morbide sur le sein des nourrices : il explique alors le phénomène par un état de congestion sanguine développée dans le système de la veine porte, par une lenteur produite dans la fonction respiratoire.

Cette cause d'hématémèse, dit Rilliet, est loin d'être rare : « Nous avons été consulté plusieurs fois

[3] W. J. Schmitt : *Medicinische Jahrbücher des K. K. osterr. sta.* 1818, p. 86.

par des jeunes mères pleines d'inquiétude de voir leur enfant vomir du sang en assez grande abondance. La conservation pleine et entière de la santé du nourrisson et l'examen de la nourrice nous ont permis de reconnaître immédiatement la cause de l'accident. »

A. Vogel dit que le sang sucé n'est pas ordinairement évacuée par en bas mais qu'il est rejeté par le vomissement. En même temps, dit-il, les enfants ne s'affaiblissent pas comme dans les hémorrhagies véritables de l'intestin.

M. Bouchut (l. c. p. 633) dit que les hémorrhagies de l'estomac et l'hématémèse ne s'observent que bien rarement dans l'enfance et chez les nouveau-nés : « J'ai vu, plusieurs exemples chez de jeunes enfants. Je cherchai longtemps la cause de cet accident et je la trouvai sur le sein de la nourrice. L'hématémèse dépendait du rejet du sang avalé en têtant et non digéré : la nourrice avait des gerçures au sein. Chaque fois qu'elle donnait à têter, l'enfant buvait du lait et du sang qui ne s'arrangeaient pas ensemble et il y avait des vomissements de sang. En changeant de nourrice on guérit cette hématémèse. » Le même auteur cite (l. c. p. 21) une hématémèse et du mélœna chez une petite fille qui têtait à une mère affectée de gerçures au sein. Avec le lait l'enfant suçait du sang et elle le rejetait par la bouche en même temps qu'elle avait du mélœna.

Nous ne faisons que mentionner les vomissements

qui ont pu être constitués par du sang descendu de la bouche ou des fosses nasales de l'enfant, à la suite d'une opération chirurgicale ou d'une épistaxis. A la suite de l'opération du bec-de-lièvre ou de la section du filet de la langue, il y a parfois une légère hémorrhagie qui peut produire une hématémèse ou du mélœna chez l'enfant. Mais ces cas sont assez rares et présentent, d'ailleurs, d'une manière très-évidente l'origine du sang à l'opérateur qui est simplement averti. Quant aux épistaxis assez fréquentes chez l'adulte elles n'ont été constatées chez les nouveau-nés que sous la dépendance d'un état général comme nous l'avons dit précédemment. Quoique dans ces derniers cas, à la suite d'opération ou d'épistaxis les hémorrhagies se produisent chez l'enfant même nous avons jugé à propos de les signaler à la fin de ce paragraphe, à cause de leur rareté et de leur peu d'importance.

§ 3. *Considérations générales sur les différentes opinions émises sur l'étiologie de l'hématémèse et du mélœna des nouveau-nés. — Divisions des causes.*

Si on jette un regard sur l'ensemble des différentes opinions que les auteurs ont émises au sujet du mélœna et de l'hématémèse des nouveau-nés l'on verra qu'on a tour à tour invoqué le travail long et difficile de l'accouchement, dans lequel la tête de l'enfant, son abdomen auraient subi une forte compression ou auraient été exposés à toute autre violence pendant les efforts d'extraction ; l'établissement difficile de la respiration ; la ligature prématurée du cordon ombilical, en un mot toutes les causes qui ont pu troubler la circulation fœtale ; enfin, dit West, très-souvent on n'a pu assigner de cause à l'hématémèse ou au mélœna qu'aucun symptôme morbide n'accompagnait du côté des viscères abdominaux.

Pour exposer les raisons qui peuvent nous faire admettre les causes les plus rationnelles de ces symptômes hémorrhagiques chez les nouveau-nés, il faut fixer l'esprit sur les différentes observations rapportées par les auteurs et analyser les cas que nous avons pu recueillir et sur quelques uns desquels (obs. XV, XVI, XVII) le professeur M. Depaul a bien voulu attirer l'attention des élèves dans une de ses cliniques : « Je vous ai montré hier, dit M. Depaul, les couches d'un petit enfant (obs. XVII), et cet enfant lui-même qui a à peine quatre ou cinq jours. Ces couches présentent une apparence insolite dont vous devez être avertis, le cas échéant, les matières fécales sont d'une couleur noire extraordinaire et sont entourées sur le linge d'une petite auréole formée d'un liseré rosé, comme teint de sang.

Ce n'est pas la première fois qu'un fait semblable se présente dans le service et je vous ai dit, toutes les fois que j'en ai eu l'occasion, que cela signifie que la femme qui nourrit a des gerçures au sein et que l'enfant suce du sang en même temps que son lait. Ce sang s'altère un peu en traversant le tube digestif et rend les matières fécales noires comme vous les avez vues, avec cette bordure rose que je vous ai fait remarquer.

Cet accident effraie beaucoup lorsqu'il se produit en ville. Le plus souvent il tient simplement à des gerçures du sein, comme dans le cas actuel. Cependant il faut s'en rendre compte, car quelquefois, rarement, il est vrai, on trouve chez les enfants qui viennent de naître une certaine hémophilie, une certaine disposition aux hémorrhagies, qui fait qu'ils perdent du sang par la plus petite fissure, ou même qu'ils en perdent sans fissure du tout. L'hémorrhagie, dans ce cas, peut se produire par l'intestin. C'est là un état fort grave, l'enfant est toujours perdu. Il faut être averti de cela. Heureusement, comme je vous le disais, ces faits sont fort rares et généralement, comme chez l'enfant dont nous nous occupons, on trouve la cause de ces matières noires dan les gerçures du sein de la nourrice.

Il suffit, pour voir cesser ces accidents, de donner une nouvelle nourrice à l'enfant, ou simplement de faire reposer pendant trois ou quatre jours le sein malade et d'employer des astringents.

J'ai tenu à vous parler de ce petit malade, parce qu'il présente un cas dont vous ne trouverez pas la description dans les livres, que vous rencontrerez cependant quelquefois dans votre clientèle, et que vous reconnaîtrez certainement du moment où une fois on aura attiré votre attention sur lui. »

D'après l'opinion de M. Depaul, le mélœna et l'hématémèse des nouveau-nés seraient la plupart du temps, produits par du sang sucé au sein de la mère et quelquefois par des hémorrhagies qui seraient sous la dépendance d'un état général, d'une disposition aux hémorrhagies, signe d'une altération du sang.

Barrier ([1]) décrit très-bien, sous le nom de *purpura hémorrhagica,* les différentes lésions qu'accompagnent la *diathèse hémorrhagique* dont nous voulons parler.

West ([2]) a également bien observé cet état général qui produit non-seulement des pétichies mais aussi des hématémèses et mélœna très-redoutables, seulement il ne veut pas en faire une forme de maladie distincte et indépendante, et il rattache cet état hémorrhagique à l'hypertrophie et à la congestion de la rate qu'il a souvent constatées dans ses autopsies.

Plusieurs observateurs n'ont pas reconnu cette disposition générale aux hémorrhagies et n'ont porté leur attention que du côté des fonctions, soit de la digestion, soit de la circulation. Ces auteurs, dont nous avons cité les opinions dans les paragraphes précédents mettent, en général, les hémorrhagies gastro-intestinales sous la dépendance des causes qui peuvent troubler la respiration placentaire chez le fœtus et, par suite, gêner la circulation. Lorsque les enfants viennent à succomber plus ou moins rapide-

[1] Barrier : l. c., p. 592.
[2] West : l. c., art. *Hypertrophie de la rate.*

ment, à un état d'asphyxie, à la suite d'une compression trop prolongée du cordon pendant l'accouchement : « on trouve en effet à l'autopsie, dit Cazeaux ([1]), les vaisseaux de l'encéphale gorgés de sang ; quelquefois aussi ce fluide est épanché à la surface des membranes ou dans l'intérieur même de la substance du cerveau. Le plus souvent, suivant Cruveilhier, l'épanchement est limité à la surface du cervelet : quelquefois il recouvre les lobes postérieurs du cerveau.

Rarement il occupe la cavité des ventricules. Dans tous les cas observés par M. Cruveilhier, il y avait dans l'arachnoïde vertébrale assez de sang pour distendre la dure-mère. C'est alors encore que l'on rencontre ces congestions du foie, si communes chez les enfants naissants ; ces congestions, dit Billard, varient considérablement sous le rapport de la quantité de sang accumulé dans le tissu de l'organe ; il s'y trouve quelquefois en assez grande abondance pour donner lieu à une sorte d'exsudation sanguine à la surface du foie, dont la face convexe est, dans ce cas, teinte et humectée par une couche de sang répandu ou étalé en nappe. J'ai vu, même chez plusieurs enfants, un épanchement de sang dans l'abdomen résulter de cette turgescence. Les poumons sont aussi gorgés de sang. »

C'est en se basant, sans doute, sur ces différentes lésions et exsudations sanguines constatées chez les

[1] Cazeaux : *Gaz. méd.*, 1850, p. 318.

fœtus morts asphyxiés, pendant ou immédiatement après l'accouchement, par suite d'un trouble circulatoire, que plusieurs auteurs ont eu l'idée de rapporter également à un trouble de ce genre les différentes hémorrhagies et les différents états qui ont pu survenir pendant la vie des nouveau-nés.

Les uns, comme Billard, ont rattaché les hémorrhagies gastro-intestinales à la congestion passive du tube digestif, dépendant d'une gêne dans la circulation générale chez un enfant dit *apoplectique;* d'autres avec Kiwisch, invoquent la ligature prématurée du cordon; d'autres avec Hesse, cherchent la cause dans la congestion sanguine du système de la veine-porte, produite par une difficulté dans la fonction respiratoire.

Lorsqu'on parcourt les détails que Billard (obs. II) donne sur les différents sujets qu'il a pu observer, et qu'on remarque ces hémorrhagies multiples se produisant par les muqueuses et les séreuses, ces organes gorgés de sang chez les enfants qui ont succombé en peu de jours, puisés par les pertes de sang, on ne saurait voir une simple gêne apportée dans la circulation locale veineuse, mais bien l'expression d'un état général et grave. Comparons ces symptômes et ces lésions constatées par Billard ainsi que les résultats que donne Kiwisch sur les cas *d'apoplexie abdominale*, avec la description que Barrier donne au sujet du *purpura hemorrhagica*, nous verrons que ces congestions passives invoquées par Billard et cette *apoplexie abdominale* mise par Kiwisch sur le compte d'une ligature prématurée du cordon ombilical, peuvent être considérées comme l'expression d'une diathèse, hémorrhagie très-grave, puisque les quatre enfants observés par Kiwisch sont morts dans les premières quarante-huit heures. On pourrait faire la même considération sur les cas observés par Gendrin.

Rahn-Escher, tout en admettant la congestion sanguine et les hémorrhagies intestinales sous la déperdance de la fonction respiratoire mal établie, ne manque pas de dire que le père et surtout la mère peuvent communiquer au fœtus une disposition à une sorte de désordre dans la circulation abdominale et à une atonie du système circulatoire. D'après ces considérations et les observations qu'il rapporte, on voit bien que cet auteur ne s'est pas complétement arrêté aux lésions locales et qu'il est remonté à une cause plus élevée : à la disposition particulière tenant à l'hérédité.

A. Vogel, qui admet comme cause de ces hémorrhagies la turgescence des artères mésentériques et de leur système capillaire par suite de l'occlusion subite des artères ombilicales, est obligé d'admettre une certaine disposition aux hémorrhagies de la part de l'enfant, « car, dit-il, il faut que le système vasculaire soit particulièrement mince et fragile, s'il n'en était pas ainsi, on ne comprendrait pas pourquoi cette affection, qui en réalité est très-rare, ne se rencontre pas plus souvent. »

La réflexion de cet auteur nous paraît très-juste.

Si en effet on considère d'un côté la fréquence des circonstances qui peuvent troubler la circulation du fœtus sans compromettre fatalement la vie (accouchement long et laborieux — application de forceps — compressions produites sur le cordon et les cavités viscérales du fœtus — la ligature prompte du cordon ombilical — difficulté dans l'établissement de la fonction respiratoire etc.), et d'un autre côté la rareté des cas d'hémorrhagies gastro-intestinales observés par les auteurs, on est naturellement porté à admettre, pour expliquer ces hémorrhagies, une cause plus élevée, une disposition générale, c'est-à-dire une *diathèse hémorrhagique*. C'est dans l'état général qu'il faut placer la *cause prédisposante* tandis que les circonstances dont nous avons parlé ne sont que des *causes occasionnelles*.

Barrier[1] fait parfaitement remarquer cette distinction lorsqu'il dit : « Les causes de cette affection hémorrhagique sont restées jusqu'ici fort obscures. Toutes celles dont on peut apprécier l'action ne sont généralement qu'occasionnelles et par conséquent variables. Quant à celle qui détermine l'altération spéciale du sang, incontestable dans cette maladie, nous ne la connaissons nullement, de même que nous ignorons aussi en quoi consiste cette altération. » Klebs (l. c.) tout récemment a constaté dans le sang des nouveau-nés morts d'hémorrhagies la présence de grandes bacteries, d'un autre côté on est frappé,

[1] Barrier : l. c , p. 593.

dans les nombreuses observations de Ritter, de la coïncidence fréquente de ces hémorrhagies multiples avec la *pyohémie puerpérale,* mais c'est là un sujet qui appelle de nouvelles recherches.

L'enfant peut venir au monde e n portant avec lu les germes de cette diathèse hémorrhagique, car, comme le dit Barrier, « on ne doit point toutefois refuser d'admettre que le mauvais état de la femme, pendant la grossesse, peut affaiblir la constitution de l'enfant et le prédisposer aux hémorrhagies par débilité et atonie du système circulatoire. »

Les manifestions de la maladie ne tardent pas alors à apparaître : c'est ainsi qu'on voit sur les quinzes cas rapportés par Billard quatre de six à huit et trois de dix à dix-huit jours. Sur les cinq cas de Gendrin, il y a eu deux enfants morts le troisième jour, un le quatrième, un le sixième et un le onzième. Sur les trois faits rapportés en détail par Rahn-Escher, l'hémorrhagie est survenue deux fois le second jour, une fois le quatrième. Enfin dans les quatre cas racontés par Kiwisch, la mort eut lieu dans les premières quarante huit heures. C'est donc en résumé dans le cours de la première semaine, après la naissance, que se déclare la maladie; elle devient de plus en plus rare dans la seconde et troisième semaine.

Sans nous étendre sur les hémorrhagies qui ont lieu chez les enfants qui ont dépassé la première semaine, époque à laquelle le nourrisson cesse d'être nouveau-né, nous avons jugé à propos de citer certains cas assez curieux observés chez des enfants âgés d'un mois (obs. IV et obs. XX). La maladie se présente encore à un âge plus avancé : les malades observés par West avaient six semaines, sept, huit, onze ans. Il faut supposer que parfois l'enfant peut acquérir la diathèse hémorrhagique par suite d'un régime débilitant, d'une faiblesse constitutionnelle, d'un froid humide, quelquefois dans des circonstances peu déterminées, parfois à la suite d'une maladie ayant débilité l'état général (obs. XX).

« Les hémorrhagies gastro-intestinales, dit Barrier[1], indépendantes de cette diathèse hémorrhagique sont excessivement rares et presque jamais idiopathiques. » Aussi quelques auteurs ont-ils pu parfois constater des ulcérations sur la muqueuse gastro-duodénale : le Dr Carteaux (obs. X) a observé un cas fort remarquable d'ulcérations multiples de la muqueuse stomacale. Mais nous ne saurions remarquer que la présence d'ulcérations est toujours exceptionnelle chez les nouveaux-nés atteints d'hématémèse ou de mélœna : ainsi Kling, qui a eu l'occasion de faire six autopsies de nouveaux-nés ayant succombé à une hémorrhagie gastro-intestinale, n'a constaté que dans deux cas ces ulcérations de l'estomac et du duodénum, dont nous avons parlé précédemment.

Quant aux hémorrhagies qu'on a considérées comme essentielles, se produisant chez des nouveau-nés bien constitués et sans aucun accident grave, elles soulèvent des doutes dans l'esprit du praticien :

[1] Barrier : l. c., p. 7.

on comprend comment quelques observateurs ont pu dans certains cas, être induits en erreur et avoir pris pour des hémorrhagies essentielles des évacuations de sang qui n'avaient d'autre origine que les gerçures du sein de la mère. On s'étonnera peut-être de voir combien sont rares les observations recueillies par les auteurs au sujet de l'hématémèse et du mélœna produits par du sang sucé par le nourrisson, lorsque M. Depaul nous a fait remarquer, dans sa clinique, que la plupart du temps c'est des gerçures du sein que vient le sang contenu dans les vomissements ou dans les selles.

Plusieurs raisons viennent nous expliquer le silence que la plupart du temps les auteurs ont gardé à ce sujet : lorsque les médecins viennent à constater une hématémèse ou du mélœna chez un nourrisson, remarquent-ils de prime abord que le sang vient des gerçures du sein? ils se contentent de changer l'enfant de nourrice, ou bien parfois ils n'interrompent même pas l'allaitement et ils considèrent le cas trop peu important et trop bénin pour attirer leur attention et être rapporté dans leurs observations. Ils ne citent que les observations dans lesquelles toute leur sagacité a été employée pour trouver l'origine du sang, comme le prouve l'observation rapportée par M. Bouchut ; ou bien celles dont l'origine du sang est restée inconnue ; et enfin personne ne manque de publier les quelques cas d'hématémèse ou de mélœna où la vie de l'enfant a été mise en danger au point d'avoir une funeste issue.

Souvent, avons-nous dit, des observateurs ont soupçonné une hémorrhagie gastro-intestinale sans pouvoir la rattacher à une cause bien définie et qu'ils ont expliquée suivant leur hypothèse : West (obs. IX) rapporte un cas très-intéressant d'hématémèse dans lequel il ne put assigner de place à l'hémorrhagie : la santé de l'enfant a été toujours excellente, le ventre n'a été ni sensible ni tendu pendant tout le temps qu'ont duré les vomissements de sang ressemblant à du méconium.

Il est un peu difficile de comprendre que, chez un être aussi sensible aux hémorrhagies que le nouveau-né, la santé soit restée florissante malgré les fréquentes hématémèses que l'enfant a eues, (sept hématémèses). Cet auteur, plus tard, eut l'occasion de faire l'autopsie de cet enfant qui succomba à la suite d'une constipation opiniâtre à l'âge de sept mois : aucune lésion ne put expliquer les hémorrhagies.

Il est très-probable que, dans ce cas observé par West, le sang venait de quelques gerçures du sein ; souvent en effet l'enfant suce du sang sans que l'observateur puisse le constater d'une manière évidente. On pourrait faire la même réflexion sur le cas du Dr Malhéné (obs. VI) dans lequel l'état général se maintient assez bien et l'enfant n'a jamais eu le ventre tendu et douloureux, quoi qu'une hématémèse se soit produite immédiatement après l'accouchement pour se reproduire plus tard, le deuxième, cinquième et septième jour. La première hématémèse pourrait être expliquée par le sang que l'enfant aurait avalé au moment de l'accouchement.

Que pouvons-nous penser en analysant l'observation VII, rapportée dans la thèse de M. Bozonet? La santé de l'enfant a été toujours excellente malgré une hématémèse assez abondante. L'observateur a bien soupçonné que le sang venait de la gerçure du sein de la mère, mais n'ayant pu lui-même constater cette issue du sang, il a mis l'hématémèse sur le compte des hémorrhagies essentielles. L'auteur aurait dû remarquer que les gerçures ne fournissent pas du sang chaque fois que la succion s'effectue, et qu'il se trouvait en face d'un cas pareil. On peut également porter le même jugement sur l'observation VIII, dans laquelle l'enfant a toujours gardé son embonpoint, malgré les fréquentes hématémèses qui eurent lieu pendant trois jours.

Quelquefois les enfants, présentant habituellement un état faible et peu développé, ont pu avoir des hématémèses ou du mélœna provenant de la succion des seins ; naturellement l'observateur a été souvent porté à mettre sur le compte d'une hémorrhagie gastro-intestinale l'état général faible dépendant de la constitution même du sujet ou de toute autre cause : c'est ainsi que nous pensons pouvoir juger le cas observé par Lafaurie (obs. V). La malade dont il a raconté l'observation a vomi du sang pendant trois ou quatre jours, chaque fois seulement qu'elle venait de prendre le sein de sa nourrice ; une fois cependant elle n'a pas eu d'hématémèse, c'est lorsqu'elle a pris le sein d'une autre nourrice. Après le quatrième jour il survint du mélœna qui dura six jours.

D'après l'observation de cet auteur, pendant dix jours, l'enfant aurait eu des hémorrhagies gastro-intestinales, et malgré ces pertes de sang, la santé, faible au moment de la naissance de l'enfant ne se serait pas aggravé. Sans revenir aux explications que donne l'auteur sur ce cas très-intéressant, nous croyons voir dans cette observation une enfant, qui suçait du sang au sein de la mère et le vomissait ensuite ou le rendait plus tard dans les selles ; une seule fois elle n'eut pas d'hématémèse parce que le sein de la nourrice n'avait sans doute pas de gerçures.

Pour terminer ces considérations générales, citons les quelques cas de M. Bouchut. Cet auteur observant des hématémèses répétées chez un nouveau-né ne put, qu'après une longue recherche, découvrir la vraie source du sang, c'était au sein affecté de gerçures que le nourrisson puisait le sang pour le rendre ensuite. D'après l'observation de M. Bouchut on voit la difficulté que l'on a, même lorsqu'on est prévenu, de constater l'absorption du sang lorsque l'enfant suce le sein de la mère.

Nous pouvons donc dire en résumé que :

1° le mélœna et l'hématémèse des nouveaux-nés ont la plupart du temps leur cause dans les *gerçures des seins* ;

2° Quelquefois elles dépendent d'une disposition générale, d'une *diathèse hémorrhagique* que l'enfant peut apporter en naissant ou qu'il peut acquérir plus tard.

3° On peut dans certains cas rares les voir dépendre *d'ulcérations de l'estomac* ou du *duodenum*.

CHAPITRE III

RAPPORTS DE L'HÉMATÉMÈSE ET DU MÉLŒNA DES NOUVEAU-NÉS AVEC LES GERÇURES.

Il nous paraît très-intéressant d'étudier le lien intime qui unit les gerçures des seins à l'hématémèse et au mélœna des nouveau-nés. Voyons d'abord quel mécanisme l'enfant emploie pour sucer le sein et avec quelle puissance il agit dans cet acte. M. Depaul a attiré souvent notre attention au moment de la visite sur ces jeunes nourrissons en train de prendre leur nourriture : on les voit intimement appliqués contre le sein, formant avec les lèvres une large ventouse circulaire, enveloppant une grande partie de l'aréole du mamelon pendant qu'ils saisissent le mamelon en le plaçant dans une gouttière formée par la langue et le palais, de sorte que, lorsqu'il exerce la succion, tous ses efforts aboutissent à l'extrémité du mamelon, vers lequel les fluides affluent : en même temps on voit les joues alternativement se gonfler en dehors et se retirer en dedans, en se creusant vers le milieu; lorsqu'elles se creusent l'enfant suce le lait, lorsqu'elles se gonflent, il l'avale.

D'après la disposition des différentes parties de la bouche dans l'acte de la succion, on voit quelle puissante aspiration l'enfant peut développer.

L'on ne peut constater directement la force de succion développée par le nourrisson, on peut du moins la juger dans les effets : « Le bout du mamelon, dit Cazeaux [1], ne reposant sur rien et regardant directement la cavité buccale, souvent vient à se crever; aussi après la succion on voit parfois une petite strie de sang dans cet endroit. Dans quelques cas la succion détermine seulement un soulèvement de l'épiderme, une ampoule, un suçon, au-dessous duquel on voit une petite ecchymose, soit sous l'influence d'une succion nouvelle, soit spontanément, l'épiderme se soulève, se dessèche, tombe et l'excoriation est produite. » Malgré toutes les autres causes que les auteurs aient voulu invoquer, les gerçures des seins sont produites par les efforts de la succion développés par l'enfant.

Sans trop insister sur les différentes divisions qu'on a voulu faire en érosions, excoriations, gerçures, fissures et crevasses du mamelon, suivant que les lésions sont plus ou moins développées et profondes, nous les désignerons sous le nom générique de *gerçures des seins*.

Les gerçures ne sont pas toujours aussi apparentes qu'on peut le croire au premier abord : la succion détermine d'abord une vive douleur suivie d'un

[1] Cazeaux : *Traité d'accouchement*, 6e édit., p. 963

sentiment de cuisson très-vif. Si vous examinez le sein vous ne voyez rien; mais saisissez le mamelon et tirez doucement afin d'élargir les sillons et les rainures qui le traversent, et vous apercevrez au fond d'un ou plusieurs d'entre eux une légère rougeur avec un suintement séreux, c'est là le commencement d'une gerçure, qui passe inaperçue, si on ne prend pas certaines précautions. Ces lésions du mamelon d'après des statistiques rapportées dans la thèse de M. Courgey [1], apparaissent presque toujours du troisième au cinquième jour de l'allaitement, pour disparaître du sixième au septième : après le douzième jour elles sont plus rares. Elles occupent en général le bout du mamelon, mais parfois elles siégent à la base dans le sillon de sa réunion avec l'aréole.

« Les vaisseaux du mamelon, dit J. Duval [2], ordinairement petits peuvent, comme ceux de la mamelle, acquérir nn certain volume pendant la lactation et donner lieu alors, s'ils sont lésés, à des hémorrhagies quelquefois abondantes. » Cet auteur cite un cas chez une femme, qui perdit dans une nuit près d'un quart de verre de sang : les applications d'eau froide firent cesser l'hémorragie, qui n'eut pas de suites fâcheuses.

Sans trop nous arrêter sur ces cas d'hémorrhagie, qui sont assez rares et peuvent facilement être con-

[1] Courgey : *Fréquences des lésions des mamelles et de celles du mamelon chez les nourrices* (thèse inaug. 1877).

[2] J. Duval : *Du mamelon et de son areole*, thèse 1861, p. 59.

statées, nous voyons un autre genre d'hémorrhagies qui, tout en tombant difficilement sous les yeux de l'observateur, n'en sont pas moins abondantes et importantes pour le clinicien : nous voulons parler des hémorrhagies qui n'ont lieu qu'au moment de la succion faite par l'enfant, pour cesser aussitôt que celui-ci a fini de têter.

Lorsque une gerçure vient à s'établir sur un mamelon, les vaisseaux capillaires qui sont lésés à ce niveau laissent suinter un peu de sang en quantité insignifiante ; ce suintement forme bientôt une croûte légère à la surface de la plaie, mais aussitôt que le mamelon est soumis à la puissante succion de l'enfant, une congestion intense se produit à sa surface, la croûte de formation récente disparaît, et immédiatement le sang contenu dans les capillaires est aspiré dans la bouche du nourrisson, à travers les ouvertures imperceptibles que l'aspiration continue maintient en permanence.

La succion vient-elle à cesser, aussitôt tout écoulement sanguin s'arrête : le sang ne pouvant, par sa propre force, franchir les issues étroites que lui présentent les capillaires : c'est le même phénomène qu'on voit se passer, lorsqu'on vient à sucer le bout d'un doigt dont la piqûre ne présentait presque pas d'écoulement et qui peut céder à votre succion une grande quantité de sang.

D'après ces considérations sur la succion des mamelons affectés de gerçures, on peut voir combien il est souvent difficile de savoir si l'enfant suce ou non du sang : cependant dans les cas où on a pu constater le sang dans les vomissements ou dans les selles, on a quelquefois trouvé encore les traces du sang desséché sur les lèvres ou sur les joues du nourrisson (obs. XVII).

Les gerçures ne sont pas toujours le siége des hémorrhagies par succion, on peut s'en rendre compte en parcourant les différentes observations que nous avons pu recueillir et que nous rapportons à la fin du chapitre. C'est lorsqu'elles sont fraîchement établies qu'elles peuvent fournir du sang à la succion de l'enfant; c'est vers le deuxième et quelquefois le troisième jour de l'allaitement que nous avons vu survenir les hématémèses ou le mélœna dans les cas que nous avons observés : on comprend que la plaie étant plus récente, les vaisseaux capillaires, plus rapprochés des lèvres de la gerçure sont mieux disposés pour fournir le sang que la bouche de l'enfant vient à aspirer.

Ce sont surtout les gerçures placées au sommet du mamelon, dans ses plis, qui peuvent être le siége d'hémorrhagies par succion; c'est cette coïncidence que nous avons remarquée dans nos observations; sur huit cas, une seule fois la gerçure se trouvait à la base (obs. XII). Le bout de mamelon étant la partie de l'organe, où tous les liquides qu'il contient tendent à affluer, il est évident que c'est là où la congestion est le plus marquée et où par conséquent les hémorrhagies peuvent se reproduire le plus facilement.

Les gerçures n'ont pas besoin d'être très-profondes pour produire des hémorrhagies, comme nous avons pu l'observer quelquefois (obs. XVII) ; les gerçures très-superficielles peuvent produire des hémorrhagies assez abondantes : « Pour peu que la crevasse soit profonde, dit Cazeaux [1] et la succion un peu forte, il s'écoule des lèvres de la plaie une certaine quantité de sang. Celui-ci se mêle au lait et est avalé, s'il y a des vomissements, on le retrouve dans les matières vomies, sinon il est expulsé par les selles et l'on voit des traces sur les langes de l'enfant. Le médecin ne doit pas oublier cette circonstance, car il est souvent consulté par les parents, qui, tout effrayés, lui demandent la cause de ces vomissements ou de ces garde-robes sanguinolentes. Presque toujours on en trouve l'explication dans les fissures du mamelon, dont jusqu'alors peut-être la femme ne s'est pas plainte, mais, s'il négligeait de faire cet examen, le médecin pourrait soupçonner une hémorrhagie intestinale et entretenir dans la famille des craintes sans fondement. »

Enfin quelques auteurs ont admis que le sang peut être aspiré avec le lait de l'intérieur de la mamelle sans lésion, lorsque l'enfant tête avec avidité et que la sécrétion du lait est mal établie ; il est probable que dans ces conditions, il s'est produit quelque légère gerçure cachée dans les plis du mamelon, qui a suffi pour donner issue au sang tout en se dérobant aux regards de l'observateur.

[1] Cazeaux : l. c., p. 963.

Observation I

(Résumé d'une observation de Brebis, empruntée à la thèse de M. Bozonet, 1866).

Une multipare, âgée de 26 ans a un accouchement plus long et plus pénible que les précédents. L'enfant, bien conformé paraît en bon état, excepté pour la respiration qui est difficile. On lui administre promptement de l'huile d'amandes douces à l'effet d'évacuer le méconium : expulsion par les vomissements et par les selles d'un mucus noir très-abondant, établissement d'une respiration plus complète. Les parents se rassuraient déjà quand tout à coup 36 heures après l'accouchement, l'enfant se mit à vomir du sang et cela à plusieurs reprises. L'auteur estime à 4 onces au moins la quantité de sang rendu. Les selles contenaient aussi beaucoup de sang noir et coagulé. Brebis fit continuer l'huile d'amandes douces unie au spermaceti et bientôt l'hémorrhagie fut arrêtée. L'enfant auparavant congestionné, rouge, prit non-seulement un teint normal, mais encore il fut tout à fait exempt de cette teinte ictérique particulière aux nouveau-nés.

Observation II

(Observation de Billard, citée dans son ouvrage).

B. Auguste, garçon âgé de 8 jours, était depuis six jours à l'hospice : il avait été remis à une nourrice sédentaire dès son arrivée : cette nourrice l'apporta le 2 mai à l'infirmerie et nous dit que cet enfant était souvent sur le point d'étouffer, qu'il refusait de têter et ne dormait presque pas; il était d'une constitution assez forte, mais sa face était bouffie, ses membres œdémateux et violacés, sa respiration difficile ; son cri profondément altéré était étouffé et ne se faisait entendre que par moment, la reprise saccadée et voilée ; son pouls était imperceptible, les battements du cœur, fort petits et irréguliers, s'élevaient tout au plus au nombre de 50 par minute ; il arrivait par moment, que les pulsations étaient si petites et si rapprochées qu'on avait beaucoup de peine à les compter : l'enfant est enveloppé dans un lainage chaud ; on lui pratique sur les membres et sur le tronc des frictions avec de l'eau thériaque.

Le 3 mai, la lèvre supérieure se tuméfie considérablement et l'enfant vomit des matières sanguinolentes : lotions de kina acidulée.

Le 4, l'abattement augmente, l'expulsion des matières sanguines continue et le soir la mort survient sans aucun symptôme remarquable.

Autopsie. — Tuméfaction avec rougeur violacée de la lèvre supérieure ; la muqueuse buccale est violacée, la langue tuméfiée et comme ecchymosée à sa base ; œsophage très injecté, estomac d'un rouge violacé dans toute son étendue : ses parois qui sont molles et dont on sépare aisément les membranes, sont infiltrées d'un sang noirâtre : l'estomac renferme en assez grande quantité des matières de consistance muqueuse et d'un aspect brunâtre et sanguinolent ; elles sont tout à fait semblables à celles que vomissait l'enfant : le foie est gorgé de sang et d'un rouge intense ; il existe à sa surface une sorte de rosée sanguinolente et l'on trouve un sang liquide et pâle épanché dans la cavité abdominale ; le poumon gauche est crépitant et bien pénétré d'air ; le droit est fortement engorgé, il ne crépite nulle part, et la plèvre, de ce côté, renferme une certaine quantité de sang épanché.

Le cœur et les gros vaisseaux sont fortement engorgés ; les parois du cœur surtout sont comme imbibées de sang et l'on trouve une petite quantité de ce liquide épanché dans le péricarde. Les vaisseaux des méninges et de la surface du cerveau se trouvent considérablement injectés; il en est de même des plexus choroïdes, et la pulpe cérébrale est d'un rouge foncé.

Observation III

(Observation citée par A. Vogel, dans son ouvrage).

L'hémorrhagie intestinale que j'avais à traiter chez un nouveau-né se montra 36 heures après la naissance. En 24 heures l'enfant a sali 10 langes avec des caillots de sang du volume d'une noisette. L'enfant, qui était fort, devint aussitôt d'une pâleur de cire, les extrémités se refroidirent, et le pouls fut à peine sensible. Je fis monter la température de la chambre à 18° R., j'entourai l'enfant avec trois cruchons remplis de sable chaud, et je lui fis prendre le sein de la mère toutes les heures. Lorsqu'après 12 heures, l'hémorrhagie ne cessa pas, je lui prescrivis la potion suivante :

Perchlorure de fer liquide	1 gr.
Eau distillée et eau de cannelle : aa	15 gr.
Sirop simple	15 gr.

L'enfant en prit environ la moitié dans l'espace de douze heures et l'hémorrhagie cessa.

Je ne pus me décider à suivre dans ce cas le traitement proposé par Rilliet, qui consiste à donner du lait glacé et à appliquer des compresses froides sur le ventre, car les extrémités de l'enfant étaient froides, et je crois qu'il est plus rationnel, en présence de ces hémorragies intestinales des nouveau-nés, de produire une turgescence aussi forte que possible vers la peau à quoi l'on arrive mieux par une température élevée. Après que les selles sanguinolentes avaient cessé, l'enfant se remit complétement au bout de quelques jours et prospéra parfaitement à partir de cette époque.

Observation IV

(Observation recueillie par Fr. Hoffmann et citée dans la thèse de E. Bozonet, 1866.)

Chez un enfant d'un mois, né d'une femme syphilitique, par conséquent dans des conditions mauvaises, une tuméfaction dure et livide s'empare du bras en une seule nuit et bientôt après, les évacuations alvines sont noirâtres pendant trois jours. L'enfant meurt épuisé. Tous les tissus du bras muscles compris étaient abreuvés d'un sang fétide, le reste du corps est exangue, l'estomac et l'intestin contiennent encore du sang noir, les vaisseaux sont fortement injectés.

Observation V

(Observation recueillie par Lafaurie et publiée dans les annales de la société de Montpellier, 1805, t. XIX, p. 79).

Marie Vacquier, du Roc, naquit le ... juillet, 1805. La mère qui avait eu d'autres enfants s'était bien portée pendant cette dernière grossesse, et avait accouché très-heureusement. Marie était cependant maigre quand elle vint au monde et paraissait souffrir beaucoup. Il fallut la porter à l'église pour lui faire donner le baptême. Comme le trajet était un peu long, on voulut le faire têter avant de partir. Une nourrice du voisinage lui donna son sein ; mais à peine l'enfant l'eut quitté, qu'elle frisonna un peu, devint très-pâle et se mit à vomir du sang vermeil, à la quantité de trois à quatre cuillerées. Un peu de lait et d'autres matières furent aussi rejetées par le vomissement. Ce contre-temps retarda un peu le départ. On attendit que la petite Vacquier fut remise. Alors on lui donna à teter une seconde fois : autre hématémèse précédée, accompagnée et suivie des mêmes circonstances. On va à l'église. En revenant, la marraine rencontre une de ses amies accouchée depuis peu, et lui dit ce qui se passe. Celle-ci veut voir l'enfant et lui donner de son lait, point de vomissement. Arrivé au Roc, le petit cortége de Marie raconte ce fait. Le lait de la voisine est d'abord unanimement déclaré mauvais. La petite ne tarde pas à reprendre le sein de sa mère : autre hématémèse immédiatement après. Cette hémorrhagie se manifesta ainsi pendant trois à quatre jours chez la malade, toutes les fois qu'elle tetait, ayant rarement lieu sans cela.

Au bout de ce temps le vomissement de sang cessa et fut remplacé par une diarrhée, qui se soutint jusqu'au dixième jour de la maladie. Les matières qui sortaient par les selles étaient noirâtres, liquides et entremêlées de petits caillots de sang qui avaient le plus grand rapport avec le sang des animaux légèrement frit. Enfin cette diarrhée ayant aussi disparu, la petite Vacquier, qui était maigre et très-faible, fut d'abord rétablie. Elle a toujours joui d'une bonne santé depuis cette époque. Je me suis arrêté à cette observation avec d'autant plus de plaisir, qu'elle m'a paru assez extraordinaire. Il n'est pas rare de voir dans les auteurs, des exemples intéressants d'hématémèse mais je n'en connais aucun qui offre un concours de circonstances pareilles à celles dont je viens de parler... L'art ne fit rien dans cette maladie parce que telle fut la volonté des parents.

Observation VI

(Observation du docteur Malhéné, citée dans la thèse de Bozonet, 1866.)

La femme Boussard, accouchée le 6 mai 1865, (service de M. Empis), à deux heures du matin, de deux jumeaux, un garçon et une fille ; elle est déjà mère de cinq enfants dont aucun n'a jamais présenté d'accidents. Immédiatement après sa naissance, le garçon a vomi un peu de sang très-rouge; il rend bien son méconium. Il tête peu, on lui donne un peu d'eau sucrée ; le soir, on trouve dans ses langes une assez grande quantité de sang noirâtre, coagulé, offrant l'apparence du raisiné.

Il continue à peu têter, l'hématémèse ne se reproduit pas. Le 7, on retrouve en le changeant le matin et dans la soirée du sang noirâtre et coagulé, la valeur de deux ou trois grandes cuillerées environ.

Le 9, l'enfant tête un peu mieux, mais le 10 ses langes sont encore tâchées de sang en petite quantité il est vrai. Le ventre n'est ni tendu, ni douloureux ; l'état général se maintient assez bon, la peau est un peu jaune. On prescrit un bain et une petite pincée de sous-nitrate de bismuth. Le 11, il n'a plus rendu qu'une très-petite quantité de sang; il tête difficilement; assez de maigreur, teinte jaune. Le 13, l'hémorrhagie a cessé. Le 16, depuis quelques jours, l'état général s'est amélioré : l'enfant tête bien et a des selles jaunâtres. Le 17, l'enfant sort avec sa mère toujours chétif, mais il tête bien et rend des matières jaunes. La mère n'a rien eu au sein ; l'autre enfant qui têtait assez bien n'a éprouvé aucun accident.

Observation VII

(Observation prise dans le service de M. Vernois, rapportée dans la thèse de M. Bozonet, 1866.)

Marie X..., née le 29 avril, à terme, bien conformée, bien portante ; le cri est énergique et la respiration se fait régulièrement. La mère, primipare, jouit d'une bonne santé ordinaire ; aucun accident n'a troublé sa grossesse et l'accouchement a été simple, naturel, le travail a duré douze heures. Du 30 avril au 4 mai, bon état de l'enfant : elle vomit plusieurs fois par jour du lait pur. La mère a quelques gerçures aux mamelons. Le 4 mai, Marie X..., vomit du lait comme les jours précédents ; puis tout d'un coup, vers quatre heures de l'après-midi, elle est prise, sans cause apparente, d'hématémèse; le sang est noir, peu coagulé, en quantité suffisante pour remplir deux à trois grandes cuillerées. Croyant d'abord que le sang provenait des gerçures du sein, je fais têter l'enfant devant moi un instant après, et je m'assure qu'il n'y a pas suintement sanguin et que le lait est avalé pur de tout mélange. Du 4 au 6 mai, l'enfant se remit à vomir du lait pur plusieurs fois par jour, l'hématémèse ne reparut pas et les selles n'offrirent aucune couleur mélanique Cet accident ne troubla presque pas la santé florissante de Marie; on remarque qu'elle se plaint et gémit souvent pendant la nuit. Le 4 mai, l'enfant sort guérie avec sa mère.

Observation VIII

(Observation prise dans le service de M. Vernois et rapportée dans la thèse de M. Bozonet (*l. c.*)

Il s'agit d'un garçon volumineux dont toutes les fonctions s'exécutent bien et en particulier la respiration. La mère, multipare, est accouchée promptement et simplement, sa santé est excellente et son premier enfant s'est toujours bien porté ; il n'a jamais d'hémorrhagies.

Comme la petite fille de l'observation précédente ce nouveau-né est pris, sans cause apparente, d'hématémèse, il vomit, et cela plusieurs fois, un sang non coagulé, assez rouge, en petite quantité, 10 grammes à la fois environ. Ces hématémèses se reproduisent pendant les trois premiers jours de sa vie et cessent définitivement le quatrième. L'enfant continue à têter sans paraître souffrir et conserve son embonpoint; ses garde-robes ne sont point mélaniques.

Il resta plusieurs jours encore dans le service et sortit en très-bon état. Je me suis assuré que la mère ne portait pas de gerçures au sein.

Observation IX

(Observation recueillie dans l'ouvrage de West (*l. c.*)

Le sujet de mon observation était un garçon né d'une mère bien portante, après un travail court et facile, à 11 heures du matin le 23 sept. 1843. L'enfant était assez fort, d'apparence robuste et saine, et persiste dans cet état jusqu'à 2 heures 1/4 du matin, du 24, où, sans nausée antérieure, sans autre indice de maladie, il vomit presque la moitié d'une soucoupe de sang. Ce vomissement ne s'accompagnait d'aucune douleur et ensuite il n'y eut aucun rejet important de sang, mais l'enfant continua à rejeter par en haut à intervalles, d'une heure au plus, de petites quantités d'une matière brune, verdâtre, ressemblant à du méconium et mélangée à du mucus. Le matin du 25, il vomit un caillot de sang aussi gros que le bout du petit doigt. Depuis le moment de la naissance jusqu'au matin du 25, il y eut sept évacuations peu abondantes et composées entièrement de méconium. L'enfant têtait bien, ne paraissait pas souffrir; il avait une bonne température et le ventre n'était ni sensible ni tendu. Les matières vomies ne se décomposaient pas, bien que conservées pendant quelques jours; et quand on les examina au microscope, on trouva qu'elles étaient composées d'un grand nombre de globules granuleux mélangés avec quelques écailles d'épithélium pavimenteux. Pour la dernière fois, le 27, il y eut un vomissement de matière noire semblable à du méconium, mais l'enfant continua à vomir, par moments jusqu'au 7 octobre; les nausées ne paraissaient pas dépendre du têter, mais se produisaient, en général, alors que l'estomac était vide, et se terminaient par le rejet d'une petite quantité de mucus, quelquefois d'une couleur verdâtre. Il y avait plutôt de la constipation et pendant les premières semaines qui suivirent la naissance, les matières étaient d'une couleur plutôt très-foncée qui devint ensuite plus naturelle, mais la constipation persista toujours à un degré très-prononcé. L'enfant ne prospéra jamais ; il maigrit, vomit le lait de temps à autre, eut une toux très-fatiguante ; ses forces s'affaiblirent et il mourut épuisé, le 28 avril 1844, à l'âge de 7 mois.

Autopsie. — On ne trouva aucune explication de la maladie ; il n'y avait de tubercule dans aucun organe, les viscères étaient anémiés, nulle part il n'existait de trace d'inflammation ; quelques lobules du poumon étaient affaissés, le petit intestin présentait quelques intussusceptions récentes ; l'estomac était remarquablement petit et peu développé, aussi bien quant à la forme que quant à la dimension ; mais sur aucun point du corps on ne trouvait d'autre altération.

Observation X

(Observation du docteur Carteaux, publiée dans la *Gazette médicale*. 1857, p. 231.)

Le fœtus est à terme ; la mère a 28 ans : elle a eu une chute vers le 8me mois en sautant deux marches de son escalier, mais la secousse a été assez légère pour qu'elle n'en ait tenu aucun compte. Le travail de l'accouchement régulier a duré 8 heures : la fille était d'une pâleur générale très-prononcée. La respiration d'abord nulle finit par s'établir ; néanmoins l'enfant resta faible, pâle et froid, bien qu'il fut placé dans du coton et entouré des soins les plus assidus. Elle vécut ainsi 20 heures poussant de légers gémissements, avalant de temps à autre quelques cuillerées d'eau sucrée et gardant la même apparence de faiblesse : au bout de ce temps elle rendit par la bouche une quantité notable de sang noir et expira.

Autopsie. — Cavité de l'estomac remplie d'une grande quantité de sang, en partie coagulé. La surface interne est parsemée d'ulcérations auxquelles correspondent à la partie externe des taches noires. Le reste du tube intestinal et les autres organes contenus dans la cavité abdominale paraissent sains. Le gros intestin est encore rempli de méconium.

Observation XI

(Observation rapportée par Billard dans son ouvrage.)

Delarue, du sexe féminin, est déposée naissante à la crèche des enfants, le 27 mars 1826. Un bulletin qu'elle portait au bras indiquait qu'elle était née depuis trois jours ; elle était forte et volumineuse, son teint légèrement ictérique, sa respiration peu développée, son cri à peine entendu ; les membres inférieurs étaient œdémateux. La face, le tronc, les jambes et les bras étaient couverts de pétéchies violacées plus ou moins larges. Leur diamètre variait depuis un point assez petit jusqu'à la valeur d'une lentille. La manière inégale dont elles étaient disséminées et les intervalles jaunâtres que présentait entre elles la surface cutanée donnaient au corps un aspect chamarré ou tigré. Elle resta deux jours dans cet état d'inanition, buvant quelques gouttes de lait, criant à peine et respirant peu. Elle s'éteignit le 29 mars, au soir. L'ouverture du cadavre fut faite le lendemain.

Autopsie. — Appareil digestif. — L'estomac est rempli d'une assez grande quantité de sang visqueux et noir ; sa surface interne, ainsi que celle du jejunum, sont parsemées de nombreuses pétéchies semblables à celles de l'extérieur du corps. On trouve dans l'intérieur du tube intestinal des épanchements de sang répandus çà et là et la membrane muqueuse offre, dans les points correspondants à ces épanchements, des ecchymoses pétéchiales semblables à celles de l'estomac ; la fin de l'iléon contient un sang plus noir et plus diffluent ; le gros intestin est le siége d'une éruption folliculaire très-prononcée ; il contient à sa terminaison une quantité considérable de sang ; sa paroi est épaisse et ferme. La rate, extrêmement volumineuse, est très-gorgée de sang ; elle présente près de l'insertion des vaisseaux courts, une rupture oblongue et superficielle, à la surface de laquelle adhère un caillot de sang assez solide. On trouve dans la cavité abdominale une forte cuillerée de sang dont l'épanchement est le résultat probable de la rupture de la rate.

Le cœur est très-volumineux et gorgé de sang, une sérosité jaunâtre est infiltrée entre la substance propre de l'organe et le feuillet séreux qui le recouvre ; la surface est parsemée de pétéchies, il en existe également à la surface de la plèvre. Les ouvertures fœtales sont encore libres, les poumons sont engorgés, les reins et la vessie présentent aussi de nombreuses ecchymoses. Le cerveau est le siége d'une forte congestion.

Le tissu cellulaire des membres et des téguments abdominaux offre de larges ecchymoses ; le sang qui les forme est infiltré et coagulé dans les mailles de ce tissu.

Observation

(Observation personnelle, recueillie dans le service de M. Depaul : clinique d'accouchements.)

La nommée G..., demoiselle de magasin, âgée de vingt-deux ans, d'une bonne santé habituelle, primipare, a accouchée au nº 10, dans des conditions normales après dix-sept heures de travail. L'enfant est un garçon, pesant 2900 gram. et d'une bonne constitution. La femme ayant accouché le 11 mai, a eu vers le 14 la montée du lait avec un peu de malaise, une légère céphalalgie mais pas de fièvre ; le pouls avait soixante-cinq pulsations. L'enfant, qui jusque-là avait été nourri par une nourrice de service, a pris ce jour là le sein de la mère. Le lendemain une gerçure peu marquée a apparu au sein droit, à la base vers la partie inférieure du mamelon. Cette gerçure quoique légère, était très-douloureuse, surtout au moment où l'enfant commençait à prendre le sein. Le lendemain 16, une autre gerçure apparut au côté gauche; celle-ci présenta les mêmes caractères que la précédente. Ce jour-là, peu de temps après avoir pris le sein l'enfant vomit un liquide jaunâtre dans lequel on voyait de très-nombreuses stries de sang. La mère qui avait remarqué un peu de sang au bout du mamelon lorsque l'enfant avait quitté le sein, comprit la cause de la présence du sang dans le vomissement et ne fut nullement alarmée à la vue de ce phénomène. Les selles de l'enfant ont été examinées et ont présenté leur état normal. La gerçure qui avait occasionné l'hématémèse était insignifiante et très-superficielle. Cette hématémèse ne s'est plus reproduite et la santé de l'enfant n'a été modifiée en rien. On a traité ces gerçures avec des compresses trempées dans du vin sucré que la mère maintenait sur le mamelon lorsqu'elle ne donnait pas le sein à l'enfant. Le 23 mai, l'état des gerçures s'est assez modifié quoique l'enfant ait toujours continué à prendre le sein; la mère était un peu soulagée du côté des seins, parce que quelquefois l'enfant prenait ceux de la nourrice. Le mamelon droit de la mère est celui dont la douleur persiste le plus quoi qu'il n'y ait pas complication de lymphagite. Le 24, la mère sort avec l'enfant dans de bonnes conditions.

Observation XIII

(Observation personnelle, recueillie dans le service de M. Depaul, clinique d'accouchements.)

La femme L..., âgée de trente-deux ans, marchande des

quatre saisons, ayant habituellement une bonne santé, accouche le 20 mai, au lit n° 2. L'enfant se présente par le sommet; la délivrance est naturelle mais une heure après l'accouchement une petite hémorrhagie utérine se déclare; deux grammes d'ergots de seigle suffisent pour arrêter cette hémorrhagie légère. Après quatorze heures quarante minutes de travail, il est venu au monde une fille pesant 3210 gr. d'un état physique parfait. Elle avait deux circulaires autour du cou. La mère a déjà eu sept garçons qu'elle a tous nourris et sur lesquels elle a pu nous donner quelques détails. Chaque fois qu'elle a donné le jour à un des sept garçons elle a commencé de donner le sein le jour même qui suivait l'accouchement; mais peu de temps après, ses deux mamelons étaient affectés de gerçures. Lorsqu'elle a nourri le premier garçon, pour éviter les douleurs que lui occasionnaient les gerçures, elle a voulu essayer de se servir de bout de sein, mais elle a été obligée d'y renoncer à cause des douleurs atroces qui avaient la même intensité pendant tout le temps que le nourrisson avait le sein; la douleur était assez vive lorsque l'enfant prenait directement le sein, mais elle se calmait ensuite peu à peu. A partir de ce moment elle n'a jamais voulu employer de bout de sein.

D'après les renseignements que nous avons pu tirer, chacun des sept enfants qu'elle a nourris rendait quelquefois peu de temps après avoir tété, une matière filante, grisâtre contenant peu de lait mais présentant de petits caillots, parfois des filets de sang. Malgré ces phénomènes, la santé des enfants n'était nullement modifiée. La mère comprenait parfaitement que ce sang présent dans les vomissements venait des gerçures des seins, vu que la santé des enfants était toujours florissante et que quelquefois elle avait constaté un léger suintement sanguin au bout du mamelon. Elle n'a jamais porté son attention du côté des modifications des selles. Aucun de ces garçons n'est en vie.

Le 22 mai, deux jours après l'accouchement, la mère

donne le sein à la petite fille; la montée du lait n'a lieu que le lendemain. Le 24, il y avait deux jours que l'enfant prenait le sein lorsque des gerçures apparaissent au sommet des deux mamelons. C'est à gauche surtout que la gerçure est bien visible; elle devient large et profonde, tandis qu'à droite elle reste stationnaire, elle a la forme d'un coup d'ongle qu'on aurait donné au bout du mamelon. On applique des compresses de vin sucré sur ces gerçures, et l'enfant peut continuer à prendre le sein de la mère, malgré la douleur qu'elle éprouve surtout au moment où la succion commence.

Le 25, la mère a vu une fois chez l'enfant un vomissement sans efforts de matière filante; il y avait des caillots noirâtres de sang, comme elle l'avait déjà constaté chez les sept enfants qu'elle avait nourris. Cette hématémèse ne se reproduisit plus durant le séjour à la Clinique. Pas de mélæna.

Sous l'influence du vin sucré et grâce à la nourrice du service, qui de temps en temps aidait la mère à allaiter l'enfant, les gerçures des seins se sont modifiées de jour en jour, et le 29 mai la mère a pu sortir de la Clinique avec l'enfant qui avait toujours conservé une excellente santé.

Il faut ajouter que lorsqu'elle allaitait les enfants précédents, ses gerçures, qu'elle soignait, disait-elle, suivant les conseils des différentes commères, duraient environ six mois, tandis qu'à la Clinique, sous l'influence du vin sucré, les gerçures ont été à peu près guéries au bout de sept ou huit jours.

Observation XIV

(Observation personnelle, recueillie dans le service de M. Depaul, clinique d'accouchements).

La nommée C..., âgée de trente-quatre ans, domestique et d'une bonne constitution, a accouché le 2 juin au n° 22 après neuf heures et demie de travail; la délivrance a été naturelle. Au commencement de la grossesse, elle a eu un peu d'infiltration aux membres inférieurs. Elle a déjà eu une fille qu'elle a mise en nourrice. Elle a de nouveau une petite fille d'un bon état, pesant 3510 grammes; la mère est d'habitude d'une bonne santé, ayant un tempérament lymphatique.

Le 5 juin, c'est-à-dire vers le troisième jour après l'accouchement, la montée du lait a eu lieu sans la moindre fièvre. Le jour même de l'accouchement, l'enfant a pris le sein, et le lendemain le mamelon gauche a été affecté d'une gerçure; rien à droite. Malgré la douleur que la mère éprouvait au moment où l'enfant commençait à prendre le sein gauche, elle donna de préférence le sein droit qui n'avait pas de lésion.

Le 6, pendant que l'enfant tenait le sein, il s'est arrêté un moment et, par un léger mouvement convulsif, il a rejeté un peu de lait mêlé de filets de sang.

La mère a porté ses regards du côté du mamelon et s'est aperçue que la fine croûte qui recouvrait la gerçure avait disparue et était remplacé par un léger suintement de sang. Elle a aussitôt donné l'autre sein. Nous avons fait surveiller les selles, mais on n'a pu rien trouver d'anormal. On traite les gerçures par le vin sucré.

Le 7, la mère n'a donné que le sein droit, parce que la douleur a augmenté du côté gauche : elle a eu un léger frisson avec un peu de céphalalgie : l'auréole du mamelon est un peu douloureux au toucher et présente un peu de lymphagite.

Le 8, tout le sein gauche est tendu et un peu douloureux : la mère se sert d'un bout de sein en verre avec une extrémité en caoutchouc pour mettre dans la bouche de l'enfant; mais à peine l'enfant était-il en train de têter que la mère s'aperçoit qu'il sort du sang du mamelon en même temps que le lait. A cette vue elle enlève le bout de sein et donne le sein droit à l'enfant : au moment de la visite nous avons vu le bout de sein encore teint de sang.

La lymphagite est assez marquée du côté de l'aisselle. Le départ de cette lymphagite a été la gerçure du bout du mamelon gauche, où on l'aperçoit à peu près circulaire et couverte d'une croûte noirâtre de formation récente. On applique du cataplasme de fécule sur le sein malade et l'on supprime l'allaitement de ce côté.

Le 9, l'état du sein gauche est assez satisfaisant. On n'a jamais constaté du mélæna. Le sein droit, que la mère continue à donner à l'enfant, est toujours en bon état et n'a pas de gerçure.

Le 10. La lymphagite du côté gauche est guérie sous l'influence des cataplasmes, mais du côté droit apparaît une gerçure placée à la base du mamelon ; une seconde lymphagite survient le lendemain de ce côté : l'enfant prend le sein de la nourrice.

On traite cette seconde lymphagite par des cataplasmes, et la femme peut sortir le 16 en assez bon état ; l'enfant s'est toujours bien porté et n'a eu qu'une seule hématémèse.

Observation XV

(Observation personnelle, recueillie dans le service de M. Depaul, clinique d'accouchements).

La femme C... journalière, trente-trois ans, d'un tempérament lymphatique, mais jouissant toujours d'une bonne santé et n'ayant eu jamais de maladies, est venue à la Clinique, n° 28, accoucher le 27 avril d'un garçon bien constitué pesant 3480 grammes. Le travail a duré dix heures, et la délivrance est faite dans de bonnes conditions. L'enfant avait un circulaire autour du cou.

La mère a donné le sein à l'enfant dès le deuxième jour, et bientôt après des gerçures ont paru au bout du mamelon, à droite et à gauche. Ces gerçures, au nombre de deux à gauche et d'une à droite, étaient peu profondes et occupaient à peu près le sommet du mamelon : elles étaient assez douloureuses, surtout au moment où l'enfant commençait à prendre le sein. Elles avaient un aspect rosé et étaient parfois teintes d'un peu de sang, lorsque le nourrisson abandonnait le sein ; elles étaient traitées par les compresses trempées dans du vin sucré et se couvraient d'une légère croûte noirâtre qui ne résistait pas à la succion prochaine de l'enfant. Pendant le séjour à la Clinique, ces gerçures ne se sont pas compliquées de lymphagite.

L'enfant a toujours eu une santé excellente, prenant quelquefois le sein de la nourrice, lorsque la mère trouvait la douleur intolérable. Un seul phénomène a attiré notre attention du côté des selles. Après avoir rendu son méconium, l'enfant avait eu les selles jaunes et normales lorsque le cinquième jour on a été fort étonné de voir du sang dans les selles : elles étaient un peu plus liquides que d'habitude et présentaient plusieurs grandes taches noirâtres dessinées par un petit liséré rose. L'état de l'enfant n'était nullement modifié et ne présentait aucun autre phénomène morbide. Le phénomène fut facilement expliqué par la présence des gerçures au sein de la mère. En voyant la quantité de sang dont les selles étaient teintes, on devait se douter d'une hémorrhagie assez sensible du côté des seins, cependant la mère n'avait constaté qu'un léger suintement de sang ayant à peine attiré son attention. Nous pûmes voir sur la chemise encore une petite tache de sang qui venait sans doute de la gerçure du sein droit. Le lendemain, le 3 mai, le même phénomène s'est reproduit, quoique moins marqué du côté des selles. Le 4, les selles ont été normales ; enfin, le 5, les selles possédaient également du sang. A partir de ce jour, elles ont toujours présenté les caractères normaux. D'après les renseignements que nous a donnés la mère, l'enfant une fois au sein suçait très-fort, se souciant peu de la présence des gerçures. La nourrice qui donnait quelquefois le sein à cet enfant nous a fait la même réflexion.

Le 9, la mère avait les seins en assez bon état et pouvait sortir avec son enfant, dont la santé avait été toujours florissante pendant le séjour à la Clinique. Dans le cas que nous venons de citer, il n'y a jamais eu d'hématémèse.

Observation XVI

(Observation personnelle, recueillie dans le service de M. Depaul, clinique d'accouchements.)

La femme B.., couturière, âgée de trente-trois ans, d'une bonne constitution, ayant eu une fille et deux garçons, qu'elle n'a pas nourris, est venue, à la Clinique, au n° 32, accoucher le 25 avril. La durée du travail a été de 15 heures 20 minutes, et la délivrance a été naturelle. L'enfant, qui est venu à terme et par le sommet, pesait 3270 gr.; son état physique était excellent. Cette fille avait un circulaire autour du cou.

Le deuxième jour, le 26 avril, l'enfant a pris le sein de la mère, qui n'a eu la montée du lait que le 28 avril : ce jour là, elle a eu un peu de malaise, mais la fièvre était absente, et le pouls marquait 70 pulsations ; elle a éprouvé un peu de douleur au mamelon droit : c'était une gerçure qui commençait à s'établir.

Le lendemain une gerçure apparaît également sur le mamelon gauche, tout près du sommet, un peu en dehors ; celle du côté droit est un peu plus profonde et occupe également le bout du mamelon. L'enfant présente le 30 des selles anormales qui contiennent du sang, dont la présence est facilement reconnaissable, car ce liquide n'a pas été complétement décomposé dans le tube digestif et n'a pas tout à fait cet aspect noirâtre qu'il présente d'habitude lorsqu'il a traversé tout le canal gastro-intestinal. La veille, la mère avait remarqué un peu de sang sur les lèvres du nourrisson, mais n'avait pas constaté d'hémorrhagie proprement dite au bout du mamelon. Le lendemain on constate le même phénomène, la santé de l'enfant se maintient toujours, seulement les selles sont un peu diarrhéiques, tout en contenant du sang. On ordonne pour l'enfant un lavement amidonné; quant à la femme, elle est traitée avec du vin sucré qu'elle met sur ses gerçures avec une compresse. Le 2, les selles ne sont pas noires, mais sont encore diarrhéiques : on administre à l'enfant un lavement de guimauve, et l'on continue le vin sucré pour les gerçures de la femme. Ces gerçures, qui n'ont jamais été bien profondes, sont en assez bon état au point que la mère souffre très-peu en donnant le sein.

Le 3, l'enfant a encore un peu de diarrhée, qui, quoique non grave, a diminué un peu les forces. Il présente à l'œil gauche un peu de conjonctivite : on continue les lavements de guimauve, et en même temps on instille dans l'œil trois fois du collyre au nitrate d'argent (au 100°). Le 4, les selles de l'enfant sont normales. Le 8, sous l'influence du collyre la conjonctivite a disparu, et la mère, guérie, peut sortir avec l'enfant.

Il n'y a pas eu d'hématémèse.

Observation XVII

(Observation personnelle, recueillie dans le service de M. Depaul, clinique d'accouchements.)

La nommée L., âgée de vingt-deux ans, domestique, d'une bonne constitution, a accouché le 19 juin, au n° 22, après 8 heures 35 minutes de travail. Cette femme primipare n'a eu de complications ni pendant la grossesse ni pendant l'accouchement; la délivrance a été naturelle.

L'enfant est une fille du poids de 3050 grammes née dans d'excellentes conditions. Elle a pris le sein le 21 juin, le 24 seulement ont paru des gerçures aux mamelons des deux côtés : ces gerçures se trouvent au bout du mamelon un peu en dedans à gauche et un peu en haut à droite, et présentent à peu près les mêmes caractères à droite et à gauche ; elles sont très-superficielles et ont les bords très-peu marqués, présentant quelques petits points noirs. A gauche, la gerçure qui est circulaire a environ 3 ou 4 millimètres de diamètre, à droite elle est moins large. Il faut une certaine attention pour les bien limiter quoique les petits points noirs disséminés sur les bords de la gerçure servent de point de repaire. Le fond des gerçures est rose avec quelques points grisâtres. Tels étaient les caractères des gerçures lorsque du mélæna survint chez le nourrisson. Le 24 à onze heures du soir, la mère avait donné le sein et n'avait rien remarqué du côté des mamelons, le matin vers cinq heures, elle donne à téter à l'enfant et remarque seulement un léger suintement au niveau de la gerçure du mamelon gauche ; peu de temps après avoir tété, l'enfant a rendu sans effort un liquide noirâtre et gluant avec quelques traces de lait et quelques petits caillots de sang. Cette hématémèse a été très-peu abondante puisque la mère évalue la quantité du liquide à une cuillerée à bouche environ. Le 25, au moment de la visite nous avons vu que les selles de l'enfant étaient d'une couleur noire ; elles présentaient de larges taches de sang noirâtres et liquide entourées d'un petit liséré rose. Cette couleur des couches un peu liquides et en assez grande abondance était due à du sang qui avait dans ce cas subit une décomposition plus avancée que dans les observations XV et XVI. L'origine du sang a été facile à trouver car l'enfant que la nourrice a présenté était d'une santé parfaite et nous indiquait la source du sang par une trace que ce liquide avait laissée sur une des joues après avoir été sucé.

Le 26. La mère ne s'est aperçu d'aucun écoulement sanguin du côté des mamelons quoique nous eussions attiré toute son attention de ce côté. D'après les renseignements de la nourrice, les selles que l'enfant avaient rendues étaient normales à six heures du matin; celles que nous observons à neuf heures, au moment de la visite contiennent du sang comme la veille. L'état de l'enfant est toujours très-satisfaisant. Le pansement avec le vin sucré est établi pour les gerçures depuis le 25 juin.

Le 27. La mère a eu un frisson à six heures et demi du matin et au moment de la visite nous la trouvons couverte avec deux édredons malgré la chaleur qu'il y a dans la salle, le peau est chaude et couverte de sueur; le pouls est fréquent et présente 120 pulsations à la minute. On cherche l'origine de ce frisson et on découvre que le sein gauche est d'un tiers plus gros que le sein droit : il présente une plaque de lymphagite avec quelques traînées du côté de l'aisselle où on trouve quelques ganglions engorgés. Les gerçures avaient servi de point de départ à cette lymphagite. Du côté des organes génitaux on ne trouve qu'une grande lèvre rouge, luisante et tendue et une légère déchirure au périnée; de plus, les lochies ont une mauvaise odeur, mais on ne constate rien du côté de l'utérus et de l'abdomen. On applique des cataplasmes sur les parties génitales et sur le sein gauche; injections vaginales avec une solution de permanganate, de potasse (au 1000°) et 0,60 centigr. de sulfate de quinine.

Le 28, l'état de la malade est amélioré, et l'enfant est en bonne santé, il prend le sein droit de sa mère.

La fièvre a disparu en grande partie, le pouls n'a que 90 pulsations : on continue le même traitement.

Le 30, la lymphagite a disparu; on suspend le sulfate de quinine.

Le 2 juillet, la gerçure du côté droit, sous l'influence du vin sucré, a disparu complétement. La mère a aidé à cette guérison en faisant de temps en temps prendre au nourrisson le sein de la nourrice. Elle peut également donner à l'enfant le sein gauche au moyen d'un bout de sein dont nous avons parlé dans l'observation XIV. Grâce à ce moyen, la mère éprouve très-peu de douleur en donnant le sein.

Le 10 juillet, la mère sort en bon état, et l'enfant n'a présenté aucun phénomène anormal.

Observation XVIII.

(Observation personnelle, recueillie dans le service de M. Millard. Hôpital Beaujon).

La nommée B..... est entrée dans la salle Sainte-Hélène nº 13, le 18 juin. Elle est âgée de vingt ans et ouvrière dans les tabacs. Chez cette primipare, le travail a duré neuf heures et n'a présenté aucun phénomène anormal. Le garçon est venu à terme dans de bonnes conditions.

Le 19 au soir l'enfant a pris le sein, et le 20 des gerçures ont paru aux deux mamelons. Ces gerçures étaient à peine perceptibles, mais assez douloureuses lorsque l'enfant commençait à prendre le sein.

Le 20, la mère a remarqué quelques gouttes de sang sur les mamelons au niveau des gerçures qui se trouvaient environ au sommet de ceux-ci; l'enfant, cinq minutes plus tard environ après avoir pris le sein, rendit sans faire des efforts un liquide rouge noirâtre, un peu gluant et contenant un peu de lait. Le 21, la mère, après avoir donné le sein, vit qu'une des lèvres de l'enfant était teinte de sang; celui-c n'a rien vomi : nous avons recommandé à la fille de service de surveiller les selles du nourrisson, elle a vu, dit-elle, une partie des selles ayant une couleur noirâtre et étant un peu plus liquide que d'habitude. Ce jour-là, 22 juin, la mère a éprouvé un léger frisson dont on a pu trouvé la cause au sein gauche qui a présenté une plaque de lymphagite un en dehors du mamelon. On a appliqué des cataplasmes sur le sein malade. Dans la journée du 23, la mère n'a pas donné à l'enfant le sein gauche, à cause de la tension et de la douleur qu'elle éprouvait de ce côté : elle allaite seulement avec le sein droit, mais les douleurs qu'elle éprouve également de ce côté la font décider à mettre l'enfant en nourrice. L'enfant ne présente ni mélœna ni hématémèse. La mère sort guérie le 29 juin.

Observation XIX.

(Observation personnelle, recueillie dans le service de M. Millard. Hôpital Beaujon).

La femme M..., âgéede vingt-cinq ans, blanchisseuse, est entrée le 17 juin dans la salle Sainte-Hélène, n° 9. Elle est primipare et a toujours joui d'une bonne santé. Les plus fortes douleurs ont eu lieu à cinq heures du soir et l'accouchement a été terminé le 18 à deux heures et demie du matin. L'enfant n'était pas à terme, il n'avait que huit mois : l'accouchement a été provoqué par un effort que la mère a fait en portant un paquet de linge. Le 19, l'enfant quoique un peu petit, a pu commencer à prendre le sein ; dans la journée même, la mère a eu des gerçures au sein gauche. La montée du lait a eu lieu sans fièvre le 21 juin. L'écoulement du lait se faisait assez facilement, lorsque le 22 l'enfant a rendu après avoir tété un liquide filant noirâtre qui présentait quelques caillots et presque pas de lait. Ce liquide n'était pas en grande abondance (une ou deux cuillerées à bouche environ) ; il a laissé sur la chemise de la mère une large tache ressemblant aux taches de chocolat. La présence du sang dans le vomissement a attiré l'attention de la mère du côté du mamelon où elle a constaté une légère trace de ce liquide. Cette gerçure très-peu profonde occupait à peu près le bout du mamelon, était circulaire et présentait une croûte jaunâtre de date récente, au moment où nous l'avons vue. Le mamelon droit ne présente rien de particulier. Il n'y a pas eu de mélæna chez l'enfant. Ce petit garçon, quoique venu avant terme, est dans un état très-satisfaisant.

Le 22. La veille, la mère a eu un léger frisson et une douleur s'est déclarée au niveau du fond de l'utérus. La température est assez élevée et le pouls un peu précipité, mais la douleur reste limitée au fond de l'utérus et il ne survient pas de vomissements : on ordonne 50 centigrammes de sulfate de quinine en deux fois, et un cataplasme sur le ventre. Le lendemain la douleur utérine persiste, mais l'état de la mère n'est pas très-grave; tout se limite à une métrite légère. Il n'y a pas de complication du côté des seins quoique la douleur soit très-vive au moment où l'enfant commence à téter : on ordonne un vésicatoire sur le ventre et on continue le sulfate de quinine. Le 24, l'état de la mère est assez satisfaisant; à cause de la douleur qu'elle éprouve du côté de la gerçure et à cause de son état général un peu faible, on envoie l'enfant en nourrice. Dans la suite, l'état de la mère s'améliore de jour en jour. L'enfant pendant son séjour à l'hôpital a toujours joui d'une bonne santé et s'est développé assez bien, quoique venu avant terme. Il a eu une seule hématémèse et n'a pas eu de mélæna.

Observation XX

(Observation recueillie par M. Gubler, citée par M. Bouchut, *loc. cit.* p. 634).

Un garçon d'un mois eut successivement un sclérème, une variole et un pourpre hémorrhagique : il succomba à une pneumonie. Au milieu de ces accidents, il vomit un caillot de sang noir et ses couches étaient tachées par une matière brune semblable à du sang desséché. Dans quelques points la croûte était facile à recueillir et l'on pouvait la délayer dans l'eau qui prenait une teinte rougeâtre. Ailleurs le liquide était sali par du sang rendu liquide. Tout le corps était couvert de taches de purpura, ce qui caractérise bien nettement la cause de l'hémorrhagie. Le sang exhalé dans l'intestin était sorti de ses vaisseaux sous l'influence de la même force inconnue qui avait déterminé l'hémorrhagie du tissu cellulaire et du tissu cutané.

CHAPITRE IV.

Diagnostic. — Pronostic. — Traitement.

Diagnostic. — Après avoir étudié les différentes conditions qui peuvent produire l'hématémèse ou le mélœna chez les nouveau-nés, il est d'un intérêt capital pour le praticien de donner leur juste valeur à ces deux symptômes et de les rattacher à leur vraie cause pour pouvoir agir en conséquence.

Le meilleur guide que le médecin puisse prendre dans ses investigations sur la cause qui a pu amener la présence du sang dans les vomissements ou dans les selles, c'est l'état général de l'enfant. L'enfant que vous soumettez à votre observation conserve-t-il l'état général satisfaisant qu'il avait avant l'apparition du phénomène; sa santé n'est nullement modifiée; aucun symptôme concomitant ne se présente, vous pouvez à peu près être sûr que le sang est fourni par des lésions du sein; des recherches faites à ce sujet viendront vous apporter la certitude du fait. Si la plupart du temps il en est ainsi, comme dit M. Depaul, il peut se présenter des cas où la santé de l'enfant est atteinte et où l'on peut facilement constater, par l'état général, que l'enfant a de véritables hémorrhagies : l'enfant perd de son poids dès le début, il s'affaiblit au point de ne pas pouvoir têter ou crier; les chairs deviennent flasques, les téguments prennent une teinte blanc de cire, le cordon se dessèche, la température s'abaisse notablement, des hémorrhagies se déclarent du côté du cordon ou du côté du tissu cellulaire pour former des ecchymoses.

Les symptômes généraux ne sont pas toujours aussi alarmants au point que l'issue peut ne pas être funeste, mais l'état général ne manque jamais d'être modifié lorsque l'enfant vient à perdre une certaine quantité de sang : le petit malade devient pâle, a les extrémités froides, et le pouls est à peine sensible, comme on peut le voir dans l'observation de A. Vogel (obs. III). Dans ces différentes circonstances on reconnaîtra assez facilement que l'enfant est sous le coup d'une disposition hémorrhagique.

Lorsque les hémorrhagies dépendront d'ulcérations gastro-duodénales, le diagnostic de ces lésions sera difficilement porté à cause de la rareté du fait : cependant, lorsque les hématémèses domineront surtout la scène et que l'état général sera l'expression d'une perte abondante de sang, comme dans le cas observé par le docteur Carteaux (obs. X), on pourra pencher du côté d'une lésion stomacale. Dans ce cas l'enfant est resté faible, pâle et froid, malgré tous les soins qu'on lui donna ; il n'y n'eut pas ces hémorrhagies, souvent généralisées, qui se présentent d'habitude chez les enfants atteints de diathèse hémorrhagique.

En résumé, l'hématémèse et le melæna ne pourront donc guider le médecin sur le diagnostic qu'autant qu'ils seront étudiés et comparés avec les symptômes concomitants : 1° L'état général n'est nullement modifié, et la santé de l'enfant reste satisfaisante : le sang vient des gerçures de la mère ; 2° des symptômes généraux viennent accompagner l'hématémèse ou le mélæna : l'hémorrhagie peut dépendre d'une diathèse hémorrhagique ou quelquefois de la présence d'ulcérations sur la muqueuse gastroduodénale.

Nous ne faisons que citer en passant les hémorrhagies qui viennent compliquer certaines maladies : ces cas sont rares chez les nouveau-nés, nous devons pourtant mentionner la variole, qui peut quelquefois chez les nouveau-nés se compliquer d'hémorrhagies du côté des différentes muqueuses.

Le médecin n'aura pas à se préoccuper des autres causes d'hémorrhagie, comme les hémorrhoïdes, la dyssenterie, les polypes rectaux, qu'on ne rencontre pas chez les nouveau-nés. Il faudra cependant regarder si l'enfant n'a pas des fissures à l'anus : elles ont pu quelquefois être constatées chez les nouveau-nés ; elles résultent de la constipation et sont causées par les efforts de défécation, dit M. Bouchut, et par la déchirure superficielle de la muqueuee qui tapisse le sphincter de l'anus. Quelquefois, au moment de la garde-robe, il s'écoule quelques gouttes de sang ; mais il n'y a jamais une hémorrhagie abondante. Les cas observés chez les nouveau-nés sont très-rares, on les rencontre surtout dans la seconde enfance.

Enfin, pour finir de passer en revue les différentes sources de sang nous devons avertir le médecin de la possibilité d'une hématémèse ou du mélœna, lorsqu'une opération a été faite sur les lèvres ou sur le filet de la langue (1).

Pronostic. — Lorsqu'on a constaté que l'enfant a puisé le sang chez la mère, soit pendant l'accouchement, soit en suçant le sein affecté de gerçures, l'hématémèse ou le mélæna qui en est la conséquence a un pronostic tout-à-fait bénin ; il en est de même lorsque le sang vient d'une opération faite sur la bouche.

Quelle influence peut avoir sur l'enfant le sang sucé au sein de la mère ? C. Hesse dit que, tôt ou tard, le nourrisson dédaigne le sein auquel il a sucé du sang. Nous pensons que cet auteur attache une trop grande influence du sang sur les goûts de l'enfant ; nous n'avons jamais constaté dans nos observations que l'enfant refusât de prendre le sein lorsqu'il avait sucé quelquefois du sang (obs. XV) : ils n'ont pas cessé de sucer très-fort le sein, se souciant peu du sang qu'ils avalaient.

Le seul inconvénient que peut éprouver le nourrisson en suçant du sang aux gerçures, c'est d'avaler un mélange convenant peu aux fonctions délicates de sa digestion. La plupart du temps le sang provoque des vomissements et est rejeté peu de temps

[1] On se rappellera que le sous-nitrate de bismuth et les préparations ferrugineuses colorent les selles en noir ; en cas de doute on pourrait rechercher au microscope la présence des globules sanguins ou bien prendre une partie des selles noires et la délayer dans de l'eau qui prend une teinte rougeâtre par suite de la présence du sang.

après comme nous l'avons pu observer dans quelques-unes de nos observations (obs. XII, XIII, XIV, XIX). Quelquefois le sang, n'étant pas rejeté par l'estomac, y subit un commencement de digestion; de l'estomac il passe dans l'intestin, où il continue à se modifier tout en excitant un peu, par sa présence, la contraction et la sécrétion intestinales; enfin il apparaît dans les selles sous l'aspect d'un liquide noirâtre. Si le phénomène ne se répète pas souvent les fonctions digestives ne sont guère modifiées, mais quelquefois ce sang que l'enfant ne peut digérer devient la cause d'une véritable *lienterie* accompagnée de quelques coliques. Un des enfants soumis à notre observation (obs. XVI) a eu un peu de diarrhée peu grave après avoir eu du mélœna.

On peut donc dire avec Plenk[1] « *Vomitus sangüinis e papilla nutricis haustus periculo caret.* »

Pechlin, cité par Hesse, avait parfaitement remarqué l'innocuité qu'avaient la plupart du temps l'hématémèse et le melœna des nouveau-nés lorsqu'il dit : « *In pueris et alvi et renum cruentas fluxiones minus adhuc habere periculi et impune ferri, trepidantibus ad cruoris præsentiam matribus* ».

Lorsque l'hématémèse ou le mélœna se trouve sous l'influence d'un état général, d'une diathèse hémorrhagique ou bien symptomatiques d'ulcérations gastro-duodénales, le pronostic devient très-grave.

[1] Plenk : *Doctrina de cognoscendis et curandis morbis infantum.* (*Viennæ et Tergesti*, 1807, p. 33).

Dans vingt-trois cas résumés par Rilliet l'issue a été funeste onze fois, neuf fois rapidement et deux fois à la longue par épuisement. Suivant Billard, la terminaison de la maladie est presque constamment mortelle. Si l'on jette un regard sur les différents cas observés par Gendrin, Kiwisch, A. Vogel, on voit que la plupart du temps ces enfants sont voués à la mort. Ritter n'a eu que 24 pour 100 de guérisons dans les hémorrhagies constitutionnelles des nouveaux-nés, prises en bloc. Barrier dit que le pronostic est souvent grave : quelquefois la maladie paraît sans danger au début, mais revêt ensuite des caractères alarmants.

Dans quelques cas cependant, on a vu des enfants se remettre après avoir été dans un état extrême : ainsi Rilliet a publié une double observation, presque unique dans la science, dans laquelle deux jumeaux furent atteints simultanément de mélœna peu de temps après la naissance, malgré l'amaigrissement, le refroidissement, la pâleur effrayante, la petitesse du pouls, les deux enfants purent se remettre et jouir plus tard d'une bonne santé. Ces deux jumeaux étaient probablement nés avec une diathèse hémorrhagique acquise en même temps dans le sein de la mère.

L'issue n'a pas été fatale chez les quelques enfants cités dans le mémoire de Rahn-Escher, mais à l'affection primitive succéda une espèce de cachexie dont on ne put triompher complétement.

A. Vogel rapporte un cas (obs. III), où l'enfant a du être sauvé.

Si l'on peut citer quelques cas rares de guérison, la plupart du temps l'hématémèse et le mélœna dépendant d'une hémorrhagie gastro-intestinale de nature diathésique ou ulcéreuse, ont un pronostic fatal.

Traitement. — Lorsque l'hématémèse ou le mélœna sont produits par la succion du sang, il suffit, pour voir cesser ces accidents, de donner une nouvelle nourrice à l'enfant ou simplement de faire reposer pendant trois ou quatre jours le sein malade et d'employer des astringents.

Par ces moyens on guérit les gerçures et, par suite les phénomènes anormaux de la succion du sang. Sans entrer ici dans tous les détails que comporterait le traitement varié des gerçures des seins, nous citerons seulement les bons résultats que nous avons vu obtenir par M. Depaul au moyen de compresses trempées dans du vin sucré et appliquées sur les gerçures des seins aussitôt que l'enfant quittait le sein. Grâce à ce traitement, les mères ont pu continuer leur allaitement malgré le présence des gerçures, (obs. XIII). Quelquefois le bout de sein a été essayé et a porté un certain soulagement à la mère, surtout lorsque les gerçures se trouvent au bout des mamelons. Si les gerçures sont placées à la base, le bout de sein ne peut préserver les tiraillements des bords de la plaie.

Nous ne pouvons nous étendre longuement sur le traitement de hémorrhagies gastro-intestinales dépendant d'une disposition générale : cet accident est en général trop dépourvu de cause connue qui puisse indiquer le moyen propre à le prévenir et souvent trop rapide pour permettre l'usage des moyens propres à l'arrêter. Cependant A. Vogel a obtenu de bons résultats (obs. III) en enveloppant les enfants très-chaudement avec des cruchons de sable chaud et en administrant une potion avec un gramme de perchlorure de fer liquide ; tandis que Rilliet donne du lait glacé et applique des compresses, froides sur le ventre. Vogel pense qu'il est plus rationnel, dans ces hémorrhagies intestinales des nouveau-nés, de produire une turgescence aussi forte que possible vers la peau. Rahn-Escher préfère les astringents unis aux mucilagineux : il donne également un peu de sirop de ratanhia, ou une potion de 2 à 4 grammes d'extrait de ratanhia. Barrier dit qu'il faut combiner et employer simultanément les toniques, les astringents et les réfrigérants, dans tous les cas graves ; car les toniques demandent un certain temps pour agir, des hémorrhagies abondantes pourraient, avant leur effet, emporter le malade. Comme toniques, il conseille les vins généreux, l'extrait de quinquina aiguisé avec de l'eau Rabel et les ferrugineux ; parmi les astringents, il préfère la racine de ratanhia, se basant sur les cas de guérison rapportés par MM. Brachet, Biett et Gibert.

Contre les hémorrhagies des surfaces muqueuses, il prescrit les lotions ou injections d'eau de glace accidulée et rendue styptique.

Dans le cas d'hémorrhagie ombilicale, on fera sur l'ombilic des applications de *ouate perchlorurée*, et, si ce moyen échoue, on pratiquera la *ligature en masse* du tubercule saignant, après l'avoir préalablement traversé d'une épingle à sa base; ce dernier procédé a été préconisé par Paul Dubois.

CONCLUSIONS.

Voici donc les conclusions que nous pouvons tire de notre travail au sujet du melœna et de l'hématémèse des nouveau-nés :

1° Chaque fois que le médecin verra apparaître du sang dans les vomissements ou les selles des enfants, avant d'aller supposer une hémorrhagie gastro-intestinale et établir un traitement en conséquence, il devra d'abord porter son attention du côté des seins et faire une recherche minutieuse des lésions dont ils peuvent être le siége.

2° Il ne devra établir son traitement que lorsque l'état général de l'enfant prouvera que l'hémorrhagie se produit réellement dans le tube digestif et peut porter atteinte à la santé de l'enfant.

On évitera ainsi souvent d'administrer différents médicaments aux nouveau-nés, dans des cas où loin de leur être favorables, ils pourraient nuire aux fonctions digestives.

Paris. — Typographie Parent, 31, rue Monsieur-le-Prince.

www.ingramcontent.com/pod-product-compliance
Ingram Content Group UK Ltd.
Pitfield, Milton Keynes, MK11 3LW, UK
UKHW020311220726
13923UKWH00003B/1079